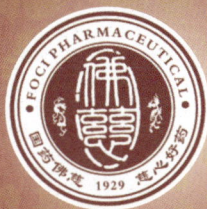

总 策 划：
　　　　石爱国
编委会主任：
　　　　尚寿鹏
编委会成员：
　　　　魏和梅　王新海　吕芝瑛
　　　　冯晓云　柴国林　王迎春
　　　　苏文博
专 业 顾 问：
　　　　王自立　张定华　谢兴文
　　　　李喜香　潘　文
统　　　筹：
　　　　顾建军　张建熙　康治平
总 执 笔：
　　　　孙　裕
执　　　笔：
　　　　李文梅　杨玉华　顾建军
　　　　徐志国　王芳春　康志平
　　　　王海英

KEXUE GUOYAO

YONGYAO ZHINAN

科学国药

用药指南

兰州佛慈制药股份有限公司　编

甘肃文化出版社

图书在版编目（CIP）数据

科学国药：用药指南 / 兰州佛慈制药股份有限公司编. -- 兰州：甘肃文化出版社，2015.5（2020.7重印）
ISBN 978-7-5490-0855-1

Ⅰ.①科… Ⅱ.①兰… Ⅲ.①中草药－用药法－指南
Ⅳ.①R28-62

中国版本图书馆CIP数据核字（2015）第103697号

科学国药
——用药指南

兰州佛慈制药股份有限公司 ｜ 编

责任编辑 ｜ 周桂珍
装帧设计 ｜ 康治平　张建熙
出版发行 ｜ 甘肃文化出版社
网　　址 ｜ http://www.gswenhua.cn
投稿邮箱 ｜ press@gswenhua.cn
地　　址 ｜ 甘肃省兰州市城关区南滨河东路 520 号 ｜ 730000(邮编)

营销中心 ｜ 王　俊　贾　莉
电　　话 ｜ 0931-8454870　　8430531(传真)

印　　刷 ｜ 兰州万易印务有限责任公司
开　　本 ｜ 880 毫米×1230 毫米　1/32
字　　数 ｜ 235 千
插　　页 ｜ 6
印　　张 ｜ 8.5
印　　数 ｜ 50001~55000
版　　次 ｜ 2015 年 5 月第 1 版
印　　次 ｜ 2020 年 7 月第 2 次
书　　号 ｜ ISBN 978-7-5490-0855-1
定　　价 ｜ 30.00 元

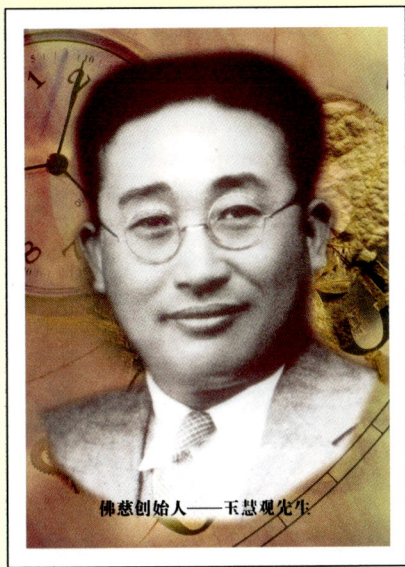

佛慈创始人——玉慧观先生

『中药西制』思想的倡导者和实践者、佛慈创始人——玉慧观先生

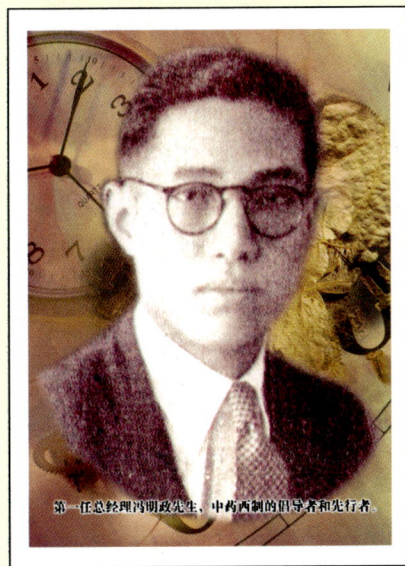

第一任总经理冯明政先生、中药西制的倡导者和先行者

『中药西制』思想的倡导者和实践者、佛慈第一任总经理——冯明政先生

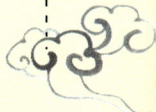

用药指南 YONGYAO ZHINAN

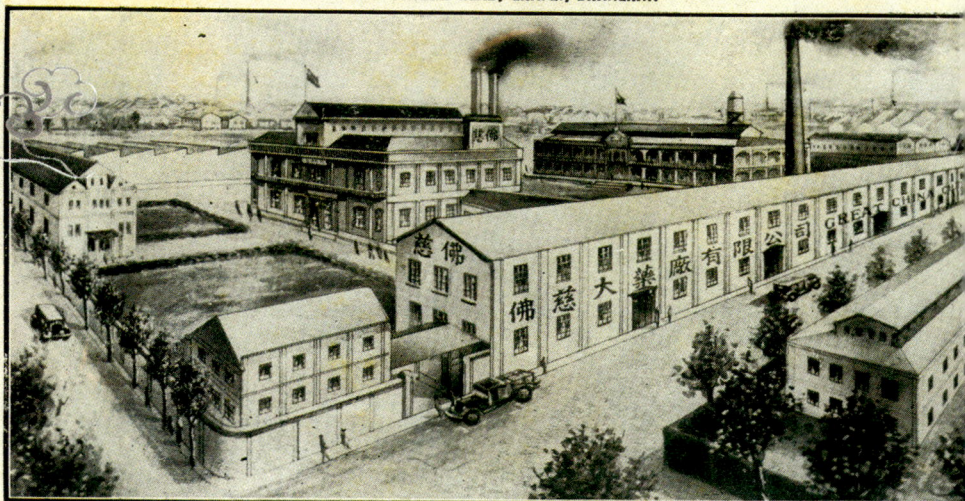

GREAT CHINA CHEMICAL WORKS, LTD.
164 DONGCHI ROAD, CHAPEI, SHANGHAI.

華商佛慈大藥廠股份有限公司第一工場全景
（上海閘北同濟路一六四號）

上海佛慈大药厂股份有限公司第一工场全景

上海佛慈大药厂总发行所

佛慈大药廠總發行所
上海英租界仁記路三十五號
(Shanghai Bank Building)

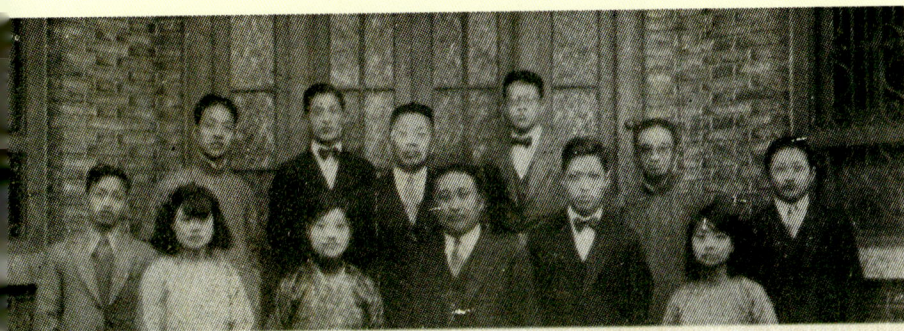

佛慈大藥廠總發行所職員全體攝影

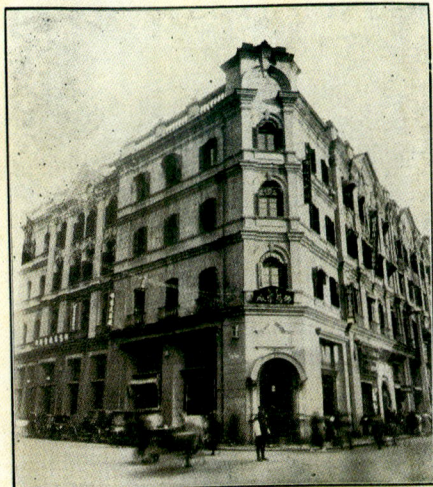

上海佛慈大药厂总发行所职员合影

用药指南
YONGYAO ZHINAN

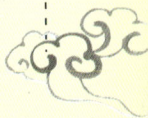

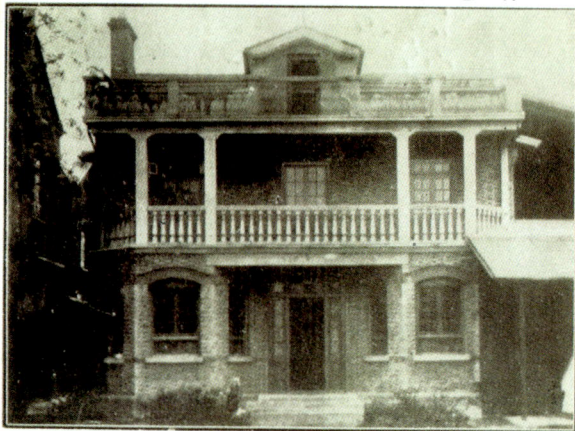

所究研物藥產國廠藥慈佛

佛慈药厂国产药物研究所

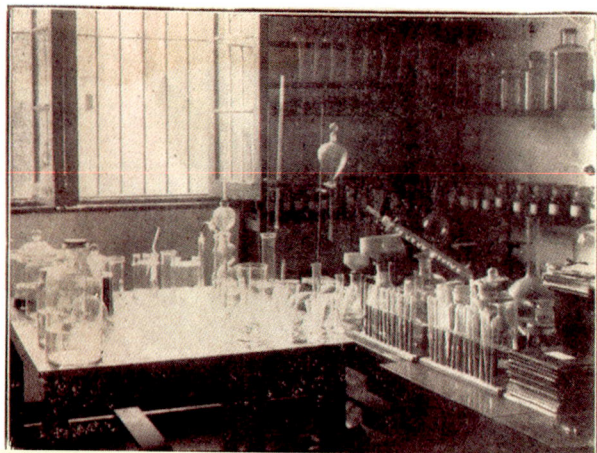

部一之室驗化廠藥慈佛

佛慈药厂国产药物研究所实验室

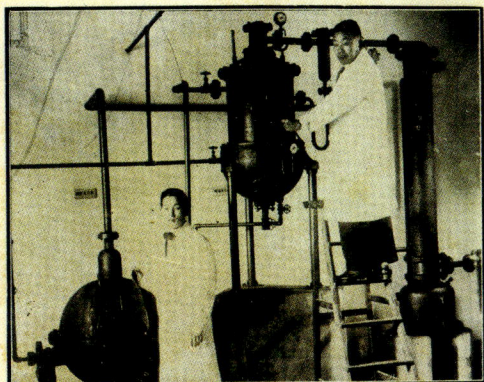

佛慈藥廠真空蒸溜器械室之一部

佛慈藥廠真空蒸溜器械室之一部

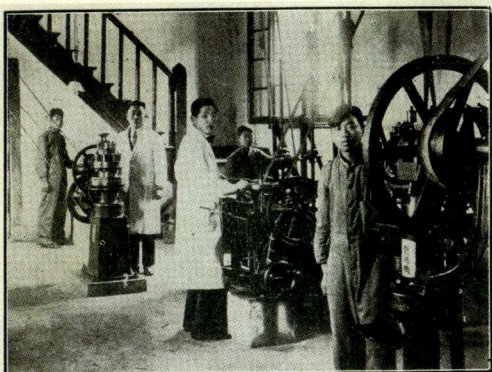

佛慈藥廠製藥室之一部

佛慈藥廠製藥室之一部

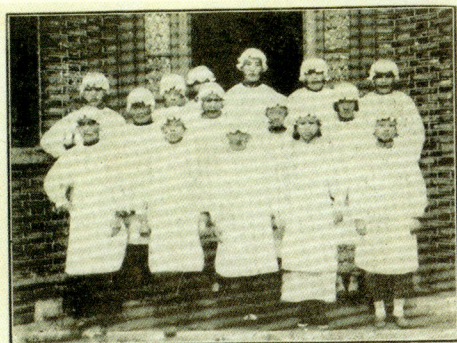

佛慈藥廠女子藥工之一班

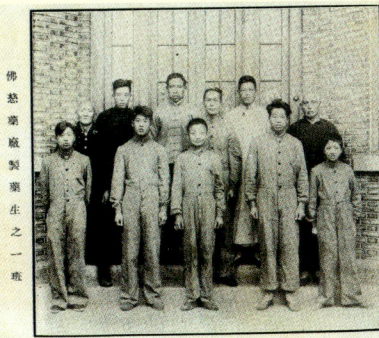

佛慈藥廠製藥生之一班

佛慈藥廠製藥生產之一班

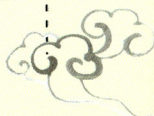

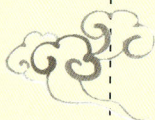

科学国药

KEXUE GUOYAO

悲佛慈药院 抑鱼九

以科学技术改

国药昌荣

于右任题

于右任先生题词

佛慈大药厂

佛手婆心

夏绍庭敬题

夏绍庭先生题词

国药新光

陈存仁题

佛慈首启

陈存仁先生题词

慈苑四生

陈绍宽题

佛慈大药厂

陈绍宽先生题词

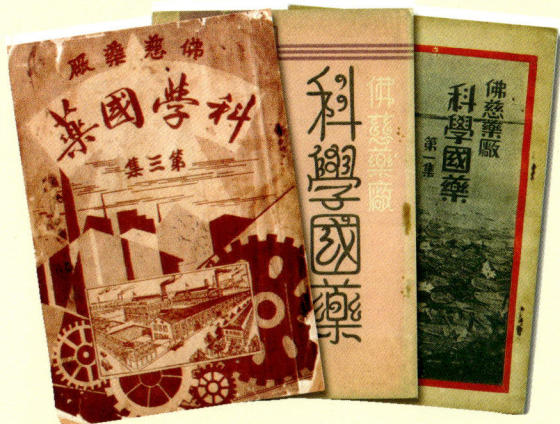

《科学国药》

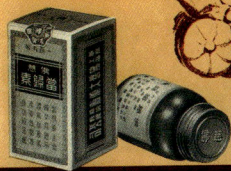

上海佛慈药厂出品提炼药	补益科			
知柏八味丸	归脾丸	河车大造丸	柏子养心丸	天王补心丹
两仪膏				
人参养营丸	十全大补丸	补中益气丸	两仪膏	

1936年上海佛慈的义诊海报　　　1936年上海佛慈的宣传画　　　1936年上海佛慈的产品目次

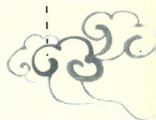

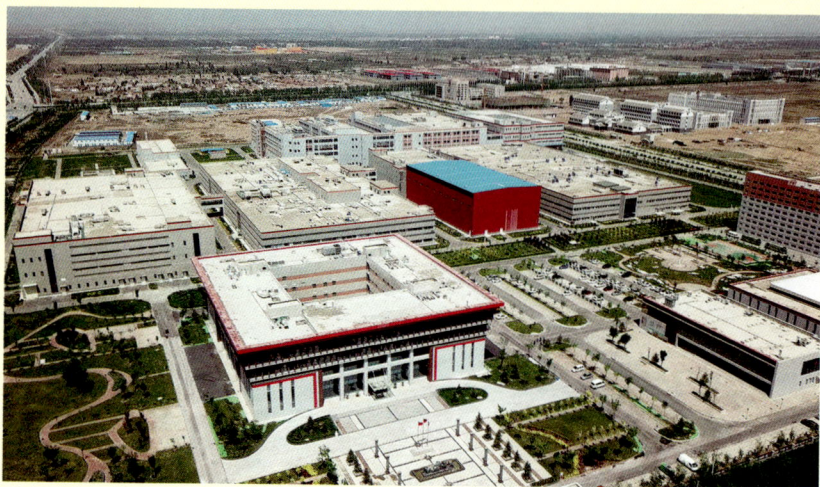

兰州新区佛慈科技工业园区全景鸟瞰

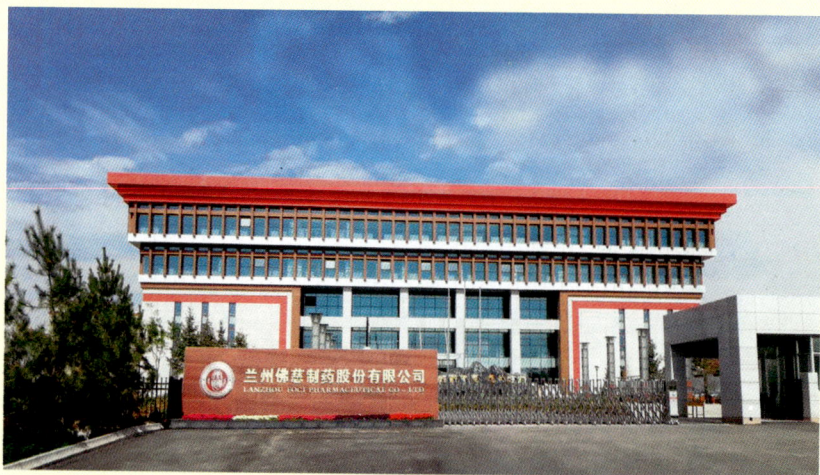

兰州新区佛慈科技工业园区厂区

◎ 序一

　　健康是人类的财富，是人类与生俱来拥有的权利和追求的目标；健康也是重要的生产力，是国家和民族生存与发展基本的要素和宝贵的资源。当今社会，健康已成为人们的一种追求和时尚。但是什么是真正的健康？采取什么样的行为和生活方式才能真正维护身体的健康？在日常生活中，如何采取科学的、适宜的运动来保障自己的健康？在这些方面还有许多需要研究的问题和需要广泛传播的知识。世界卫生组织在著名的阿拉木图宣言中强调，健康教育是初级卫生保健各项任务中的首要任务。健康知识来源于多个领域，诸如卫生、体育、农业，等等；健康知识传播的资源和渠道也是多方面的，诸如广播电影电视、新闻出版、文学艺术，等等。因此，健康教育和健康促进工作应该是一项社会系统工程，除了政府相关部门间的合作，相关的非政府组织应该联合起来积极传播健康科学知识，实施健康促进项目，帮助民众树立健康的生活方式。只有这样才可能取得事半功倍的效果，提高国民健康水平的目标才有可能实现。健康教育和健康促进是解决当今社会主要公共卫生问题的首选对策，具有全局性和战略性的地位。

　　注重预防、自我保健是提高我国民众健康水平的主要手段，这正与中医药学"治未病"、强调人与自然和谐等理念相吻合。医药产业是国际公认的朝阳产业，而中药产业又是医药产业中的朝阳产业。兰州佛慈制药股份有限公司是一家以生产中成药为主的"中华老字号"企业，为庆祝佛慈制药创建 80 周年，专门编辑了《科学国药——用药指南》一书，推广普及用药常识，提供合理用药服务，传播健康知识。工作之余，我认真审读了书稿，并欣然作序。

希望有更多的群众、患者和社会企业参与到健康知识传播活动中来，成为健康革命的亲历者；希望社会各界共同努力，提高中国公众的健康水平，提高全民族的健康素质；希望《科学国药——用药指南》作为纽带和桥梁，帮助公众普及中医药及合理用药知识，为公众的健康服务！

农历己丑年中秋于兰州

◎ 序二

　　中医药作为中华民族的瑰宝，蕴含着丰富的哲学思想和人文精神。纵观绵亘数千年的历史，"大医精诚"的中医药学曾为国人的健康做出过巨大贡献。中医药作为我国具有完全自主知识产权的领域之一，以其疗效确切、治疗灵活、费用低廉、治未病等特色，越来越显示出其独特的价值与优势。国家扶持和促进中医药事业发展，对于构建和谐社会、弘扬中华医药文化以及深化医药卫生体制改革，具有十分重要的意义。

　　地处我国内陆的甘肃，是华夏文明的源头之一，也是中医药学的发祥地之一。甘肃不仅中药材资源丰富，而且历史上名医辈出，如三皇五帝时的医祖岐伯、三国时期的名医封衡、两晋时代的针灸鼻祖皇甫谧等，都曾经在中华医药史上书写过辉煌的篇章，为中华中医药文化做出过卓越的贡献。

　　甘肃素有"天然药库"之称，是全国重要的中药材原产地和主产地。甘肃现种植中药材 2500 多种，常年人工栽培的有 350 多种，种植面积达 200 多万亩。甘肃省中药材年交易量、出口量均居全国前列，尤其是甘肃地产的当归、党参、黄(红)芪、大黄、甘草等主要产品产量占全国市场份额较大，其中"文党""岷归"等产品是甘肃省传统的出口中药材，享誉海内外。甘肃培育了众多的中药材种植基地和中药材加工基地，正是依托这种得天独厚的药材资源优势，甘肃的医药业才得以蓬勃发展，形成了具有甘肃地方特色的以中药和生物制药为主导的产业结构。

甘肃省对发展中医药事业历来十分重视，大力发展中医药事业，坚持中西医结合，始终作为甘肃卫生事业的发展方向。尤其是近年来加大了对中医药的扶持力度，以"中医中药中国行"和"西医学中医、中医学经典"等活动为契机，充分发挥中医药"简、便、廉、验"的优势，对解决甘肃基层群众尤其是广大农村地区看病难、看病贵问题发挥了重要作用。

兰州佛慈制药股份有限公司是一家具有80年生产经营历史的现代制药企业，也是我国中医药界知名的"中华老字号"企业。在中华人民共和国成立60周年之际，兰州佛慈制药股份有限公司也迎来了建厂80周年的喜庆日子，本着"以人为本、服务患者、服务大众"的原则，编辑了《科学国药——用药指南》一书，旨在总结佛慈制药80年艰辛而辉煌的发展历程，挖掘并发扬博大精深的中医药文化，让人民群众更好地了解中医药、合理应用中医药，从而让基层群众在医疗、预防、保健、养生等方面切实享受到中医药的良好服务。本书融入"佛慈"中医药文化厚重的历史，语言通俗易懂，实用性较强，是消费者科学用药、合理用药的生活指南，是广大读者了解中医药文化、了解"佛慈"的一个窗口。希望《科学国药——用药指南》一书能为广大人民群众的健康服务并发挥重要的作用。

是为序。

刘维忠

2009.9.16.

◎ 目录

用药指南
YONGYAO ZHINAN

科学国药

KEXUE GUOYAO

用药指南

YONGYAO ZHINAN

用药指南
YONGYAO ZHINAN

科学国药

KEXUE GUOYAO

用药指南
YONGYAO ZHINAN

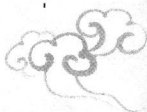

用药指南
YONGYAO ZHINAN

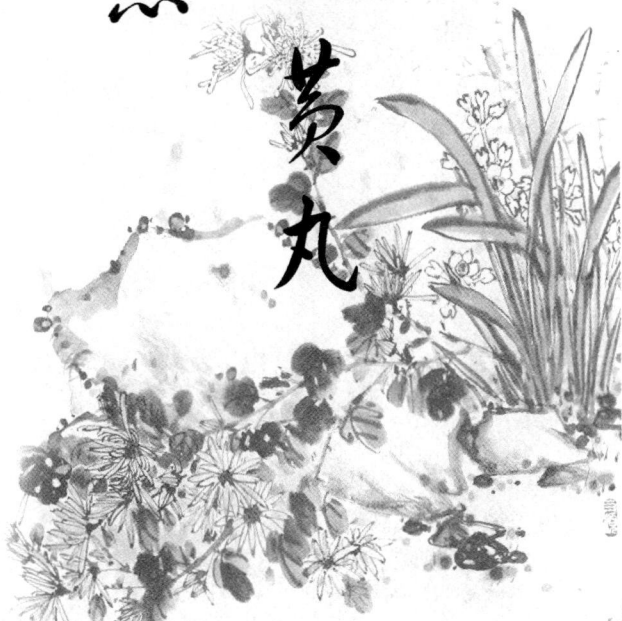

自然佛慈

六味地黄丸

六味组方，三补三泻，和谐平衡，是中医文化精髓的体现，佛慈六味，不仅是品质保障，更体现您充满智慧的处世之道。

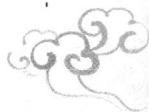

用药指南
YONGYAO ZHINAN

上班上网 杞菊地黄

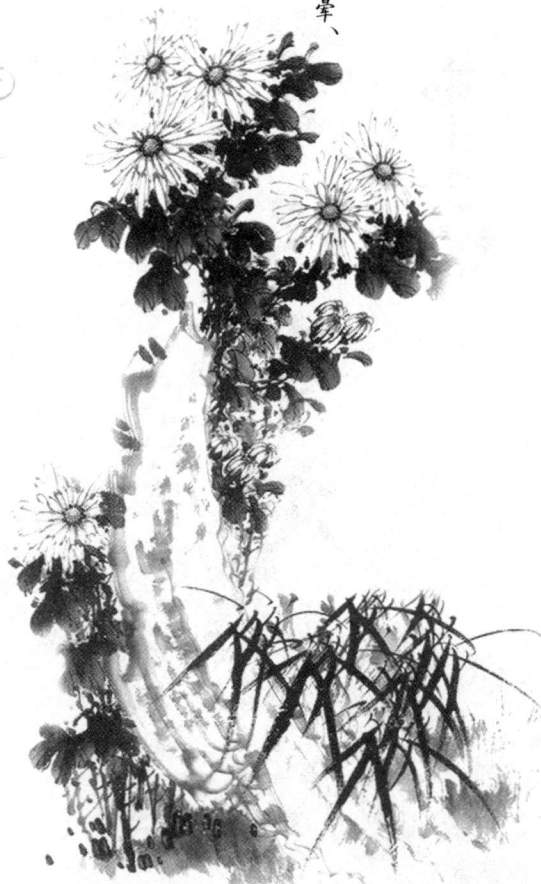

佛慈杞菊地黄丸

滋肾养肝。

用于肝肾阴亏的眩晕、
耳鸣、目涩畏光、
视物昏花。

◎《科学国药——用药指南》的缘起

　　一直以来，我们想用一个完整的视角审视和评价我们所钟爱的佛慈制药，从她的历史，我们看到的是一个立志改良国药的企业，她不但在 1931 年就开始把中药现代剂型推介到海外，还在建厂初期就采用了股份制这样的科学企业制度。同时，在佛慈的文化中，我们可以明显地感觉到中国传统文化中对"儒、释、道"的理解，佛慈的文化，是推己及人的儒家文化的体现，是众生即佛、普救众生的慈悲胸怀，是道法自然、与时俱进的进取精神。

　　就在我们自以为已经看到一个佛慈历史的素描版本的时候，有一本书，用一种彻底的姿态进入我们的视野，让我们在佛慈的历史脉动中，感受到佛慈建厂时期那个有血有肉，在凋敝中展现生机，在空谈中立志实业救国，在颠覆中开创崭新历史的壮丽画卷。

　　那是一个多么偶然的机会，在网络的旧书拍卖中，找到了中国中药制药工业的珍贵史料，我们如获至宝，找到了可遇而不可求的佛慈先辈对我们今人的教诲和鞭策，那一刻，我们觉得醍醐灌顶，在佛慈80 年的历史脚步——走到今天的时候，《科学国药》仿佛是割不断的命脉，让我们传承先辈的意愿，重拾佛慈制药伟大复兴的信心。

　　细细翻阅这些发黄的故纸，我们看到了佛慈先辈对中医药发展的历史使命感和独到见解。

　　佛慈的先辈，首先在理论范畴大胆质疑了金元以来的有些不合理中医理论，认为东汉张仲景时代"颇重实际，医药之灿烂庄严，较诸其时西医，有过之而无不及"。时至今日，中药制药非常发达的日本，依然把中药称之为"汉方药"，就是保留了对那个时代中国中医药学的必要尊重。而历史"降及两宋，理学蔚兴，继有金元诸家……敷衍阴阳五行之说，粉饰医术，而医药学遂大遭厄运"。他们还认为在医药学的发展中，"立言愈玄，去实愈远"。而这些理论，也恰恰是对中医药学的去芜存菁，为佛慈制药"科学提炼，改良国药"打下了很好的理论基础。就在佛慈建厂的时代，中医药学也正遭受着空前的质疑，包括胡适、鲁迅等文人学者也曾对中医理论中的"医巫不分"颇多诟病。佛慈的鲜明立场，为当时国内中医药行业的发展吹来了一股清新的暖流。彻底解除了佛慈创始人之一玉慧观先生的担忧——"中药遭天演之淘汰"，佛慈立志高远，实在是使命感和责任感的体现。

佛慈在鲜明地高举"科学化生产中药"的大旗后，不但在理论创新中有颇多建树，同时，开创了崭新的中药制药和研发的新起点、新标准。佛慈当时建有颇具规模的研究所，研究方法采用了"拿来主义"，西为中用。佛慈先辈通过对药用植物学的研究，发展了中药"道地药材"的理论，其中对于"贝母"等药材，更是提出了异地栽培的想法，产业化思想可见一斑；用药理学研究的思路，用动物实验等科学手段，进行药效学和毒理试验；采用化学方法，"分析国产药物之主要成分，且确定化学原子式……"，确定了中药活性成分的思想。如此反复，不一而足。佛慈在科学理念的指引下，终于研发出了近代中药历史上非常重要的现代剂型"浓缩丸"，产品"发行以来，用者称便；风行遐迩，供不应求"。

就在这样辉煌的开端中，诸多政要、社会名流纷纷为佛慈大药厂题词勉励，其中蒋中正先生的题词是"百沴辟易"，语出文天祥《正气歌》："如此再寒暑，百沴自辟易。"可以说是对佛慈大药厂一个很高的评价。就在这样的"同声称颂"中，佛慈并未忘记自己的使命，在1936年出版的《科学国药》第三集序中，著名医学家朱南山先生就当时的佛慈《科学国药》一书，对"汇列所出各种成药，逐一说明其成分、性味功效等"，认为佛慈"公开其秘，尤为难得"。著名医学家包识生先生也认为《科学国药》"以便病家之检查,医生之采用"。我们可以认为《科学国药》就是当时中药用药的科普读物,老百姓科学、安全的用药指南。

《科学国药》第一次用西医的分类方法为中药分类,在林林总总的药品目录中,我们不难发现佛慈六味地黄丸、佛慈肾气丸、佛慈逍遥丸等经典汤头的现代传世剂型;也能找到佛慈当归素、佛慈桔梗素等单味提纯的浓缩丸剂,这也许就是现代"颗粒饮片"的启蒙剂型;还有大活络丹、人参再造丸、万氏牛黄清心丸等中成药品种的常青树。品类之全,超乎想象。

这就是我们现在能看到的佛慈创建时的景象。今天的《科学国药——用药指南》一书,可以说是我们探寻和追随着佛慈创始者的足迹做出的一次尝试:我们尝试着能否解读佛慈沉甸甸的历史,尝试着能否体会创始者的良苦用心,尝试着能否再为佛慈书写一部壮丽的诗篇。

◎《科学国药》第三集序

（本文源自 1936 年上海佛慈大药厂《科学国药》第三集）

吾国药物,始于神农之尝百草,自是而后,代有发明,种类日益繁多,依《本草纲目》所载,都二千余种,举凡动物植物矿物无不备俱,可称大观。惜吾国科学落后,对于药物,制造简陋,未能如西药之用化学等方法,先分析其成分,然后再以机械提炼其精华而制成;致各种药物,大都含有杂质,有时或至发生副作用,而影响于服用者之病体,识者病之!欧西药物,于是乘机盛行于吾国社会,国药之席,几为之攘夺殆尽。非特历代医哲发明之结晶品,将受天演之淘汰,即吾整个之国民经济,亦大蒙其害,可胜慨叹!佛慈药厂有鉴于此,为改善国药之品质,及促进行消挽回利权起见,爰筹集巨资,购置机械,征聘制药技师,选购道地药材,将各种国药,效西法而精制之;或化为液,或治为丸,与西药殆无二致,诚国药界之创举也。发行以来,用者称便;风行遐迩,供不应求。本院同人,曾往该厂参观,见其设备完善,出品精良,不禁同声称颂。今该厂复有《科学国药》一书之编辑,汇列所出各种成药,逐一说明其成分、性味功效等,公开其秘,尤为难得。刊行有日,爰书数语贻之,聊示钦佩之意云耳。

朱南山序于上海王家沙新中国医学院之院长室

中华民国二十五年十二月十二日

◎《科学国药》第三集发刊序

（本文源自 1936 年上海佛慈大药厂《科学国药》第三集）

近世文明演进，科学昌明，而卫生之术，亦日益周密。唯是中医服药，用旧法煎煮，每因费时法繁，为社会所诟病；故热心诸士，恒思所以改良之法。从昔有粹华药厂首先购置机械，提炼国药精华，依古法制为丸散水膏，实为国药科学化之确矢。

今者佛慈药厂更以加倍之财力，精详之研究，各种之试验，继粹华后而复驾而上之。出品除提精药水，及古方丸散数百种外，余如肾气丸、当归素、天天通、保婴丹、海藻晶等特效药数十种，尤风行海内外，用者称誉。即各医院医士临床之实验效果，亦均有如响斯应之概。良以提精去渣之制法，服量减少，虚弱者得不致伤胃，病急者更便利力宏，宜乎其日向荣盛也。今将以其出品目录说明付印，以便病家之检查、医生之采用，爰缀数言，以当介绍云耳。

包识生序

中华民国二十五年十二月十五日

用药指南
YONGYAO ZHINAN

◎ "佛慈"的由来

中医药学具有两千多年的悠久历史，被世人誉为中国古代的第五大发明，对中华民族的繁衍昌盛起到了巨大作用，是中华民族文化特有的一个重要组成部分。

19世纪中期，随着化学工业的日趋成熟，化学合成药发展迅猛，占据了全球医药市场的主导地位。伴随着20世纪初的西学东渐，在中国，传统中医药受到重大冲击。有人提出的"废止中医案"，使旧中国摧残消灭中医药的活动达到高潮。与之形成鲜明对比的是，此时海外西方国家却掀起了一个研究中医药的热潮，如《佛慈药厂改良国药计划大纲》中所说："今日各国科学的医药学者，多注目于中国药物，热心研究，争先发明。"

佛教是世界三大宗教之一。佛教自汉代传入中国，在中国生根、发展、变化，形成了中国化的佛教，并融入中国文化之中，成为中国传统文化的一部分。佛教的宗旨是"不为自己求安乐，但愿众生得离苦"，历来有研究医药学和施医舍药的优良传统。佛教经籍记载："(佛)为大医王，善疗众病。分别病相，晓了药性，随病授药，令众乐服。"《诸德福田经》得福七法之一为"常施医药，疗救众病"。佛教认为，解除生、老、病、死之苦，单纯靠说教是不行的，因此医药知识一开始就是佛教的重要组成部分，佛的医术最高，故有药(医)王的别名，佛经中药(医)王就是佛的化身，有时直呼药王(师)如来或药王菩萨，都是崇拜的偶像。同时，药王和医王崇拜的思想，对民俗民风的影响更是十分广泛和持久，具有深厚的群众基础。

在以上时代背景、中医药的生存环境以及佛教医药学的影响下，爱国实业家玉慧观、郑平叔等人"惜吾国科学落后，国药遭天演之淘汰"，立志改良国药之品质，举起了"科学提炼，改良国药"的旗帜，以源远流长的佛教文化为载体，以"我佛慈悲，药物可普救众生"为愿望，命名了"佛慈"厂名，以"佛光普照"之意，命名了"佛光"商标，在上海闸北区同济路 164 号创建了"上海佛慈大药厂股份有限公司"。

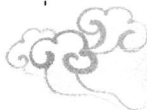

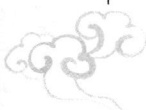

科学国药
KEXUE GUOYAO

佛慈逍遥丸
美丽自逍遥

疏肝健脾，养血调经。
用于肝气不
舒所致月经不调，胸胁胀痛，
头晕目眩，食欲减退。

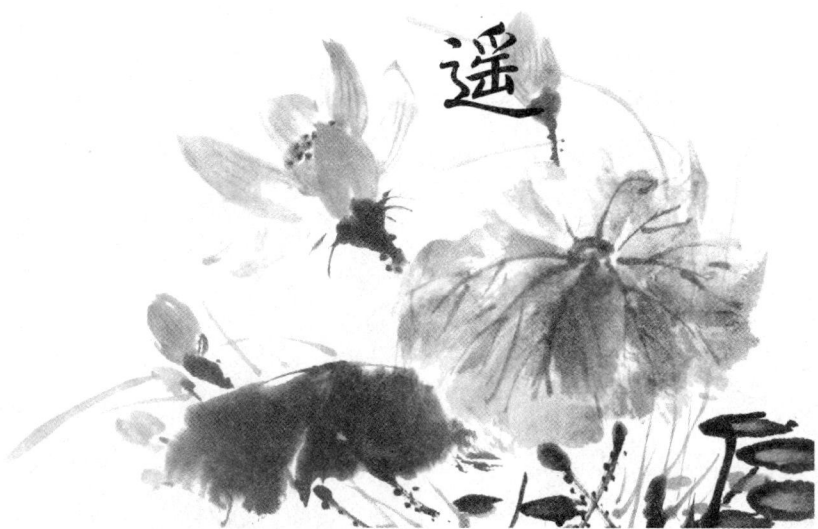

◎ 中药部分

第一章 内科用药

第一节 感冒用药

1. 小柴胡汤丸/小柴胡颗粒

【剂型】浓缩丸、颗粒剂

【成分】柴胡、法半夏、黄芩、党参、大枣、甘草、生姜。

【处方来源】[汉]《伤寒论》。

【药理作用】主要有保肝、利胆、解热、抗炎、抗病原体、调节机体免疫功能、促进脑垂体——肾上腺皮质功能、抑制血小板聚集和影响离体平滑肌等作用。

【功能主治】解表散热，疏肝和胃。用于寒热往来，胸胁苦满，心烦喜吐，口苦咽干。

【临床应用】小柴胡汤是仲景《伤寒论》之经方，是临床应用最广的方剂之一，在日本，它更是一个用得最多、研究得最多的方剂，故有人称其为"中医八大名方"之一。临床主要用于肝胆及消化系统疾病和发热、感染或炎症性疾病，过敏性皮肤病，更年期综合征，妊娠剧吐，原发性神经痛等疾病。

【用法用量】浓缩丸：口服。一次 8 丸，一日 3 次。

颗粒剂：开水冲服。一次 1~2 袋，一日 3 次。

【包装规格】浓缩丸：200 丸/瓶。

颗粒剂：10g×10 袋/盒。

【批准文号】浓缩丸:国药准字 Z62020871

　　　　　　颗粒剂:国药准字 Z62020870

【执行标准】浓缩丸:《中华人民共和国卫生部药品标准中药成方制剂》第十二册 WS3-B-2286-97。

　　　　　　颗粒剂:《中华人民共和国药典》(2015 年版)一部。

【药品分类】浓缩丸:处方药。

　　　　　　颗粒剂:OTC 乙类。

【医保】浓缩丸:医保甲类。

　　　　颗粒剂:医保甲类。

2. 银翘解毒丸/银翘解毒片　国家基本药物

【剂型】浓缩蜜丸、大蜜丸、片剂

【成分】金银花、连翘、薄荷、荆芥、淡豆豉、牛蒡子(炒)、桔梗、淡竹叶、甘草。

【处方来源】[清]《温病条辨》。

【药理作用】主要有发汗、解热、抗病原微生物、抗炎、镇痛、抗过敏、增强免疫功能等作用。

【功能主治】辛凉解表,清热解毒。用于风热感冒,症见发热头痛,咳嗽口干,咽喉疼痛。

【临床应用】佛慈银翘解毒丸为治疗普通感冒、流感的纯中药制剂,也广泛用于流脑、乙脑、肺炎、腮腺炎、麻疹、风疹、咽峡疱疹、眼疾等热性病的初期。

【用法用量】浓缩蜜丸:用芦根汤或温开水送服,一次 1 丸,一日 2~3 次。

　　　　　　大蜜丸:口服。一次 1 丸,一日 2~3 次,以芦根汤或温开水送服。

　　　　　　片剂:口服。一次 4 片,一日 2~3 次。

【包装规格】浓缩蜜丸:3g×10 丸/盒。

　　　　　　大蜜丸:9g×10 丸/盒。

片剂:24 片/瓶。

【批准文号】浓缩蜜丸:国药准字 Z62020759

大蜜丸:国药准字 Z62020758

片剂:国药准字 Z62020884

【执行标准】浓缩蜜丸:《中华人民共和国药典》(2015 年版)一部。

大蜜丸:《中华人民共和国卫生部药品标准中药成方制剂》第十九册 WS3-B-3693-98。

片剂:《中华人民共和国药典》(2015 年版)一部。

【药品分类】OTC 乙类。

【医保】国家甲类。

【特别提醒】中药治疗感冒的主要优势在于整体调节。当感冒病毒的变异性较大时,中药的清热、解毒功效就能很好地发挥作用,治疗效果也比较理想。随着中药抗病毒、抗菌功效的观念慢慢深入人心,中药治疗感冒越来越受到人们的欢迎。

3. 羚翘解毒丸/羚翘解毒片

【剂型】浓缩丸、大蜜丸、片剂

【成分】羚羊角、金银花、连翘、薄荷、荆芥穗、淡豆豉、牛蒡子(炒)、淡竹叶、桔梗、甘草。

【处方来源】[清]《温病条辨》。

【药理作用】主要有解热、抗炎、镇痛、镇静、抗病原微生物及增强免疫功能等作用。

【功能主治】疏风清热,解毒。用于风热感冒,恶寒发热,头晕目眩,咳嗽、咽痛,两腮赤肿等症。

【临床应用】用于流行性感冒、伤风感冒和扁桃体炎。

【用法用量】浓缩丸:口服。一次 8 丸,一日 3 次。

大蜜丸:口服。一次 1 丸,一日 2~3 次。

片剂:用芦根汤或温开水送服,一次 4 片,一日 2 次。

【包装规格】浓缩丸:200 丸/瓶。

大蜜丸:9g×10丸/盒。

片剂:36片/瓶。

【批准文号】浓缩丸:国药准字 Z62020831

大蜜丸:国药准字 Z62021118

片剂:国药准字 Z62021117

【执行标准】浓缩丸:《中华人民共和国卫生部药品标准中药成方制剂》第十一册 WS3-B-2238-96。

大蜜丸:《中华人民共和国卫生部药品标准中药成方制剂》第一册 WS3-B-0146-89。

片剂:《中华人民共和国卫生部药品标准中药成方制剂》第二十册 WS3-B-4002-98。

【药品分类】OTC 甲类。

【医保】非医保。

4. 川芎茶调丸　国家基本药物

【剂型】浓缩丸

【成分】川芎、白芷、羌活、细辛、防风、荆芥、薄荷、甘草。辅料为蜂蜜。

【处方来源】[宋]《太平惠民和剂局方》。

【药理作用】主要有镇痛、镇静、抗炎、解热等作用。

【功能主治】疏风止痛。用于外感风邪所致的头痛,或有恶寒,发热,鼻塞。

【临床应用】本药以治疗外感风邪引起的感冒头痛效果较好,也用于偏头痛、神经性头痛或外伤后遗症所致的头痛,颈椎痛,周围性神经麻痹等。

【用法用量】饭后清茶冲服,一次 8 丸,一日 3 次。

【注意】孕妇慎服。

【包装规格】200 丸/瓶。

【批准文号】国药准字 Z62020652

【执行标准】《中华人民共和国药典》(2015 年版)一部。

【药品分类】OTC甲类。

【医保】国家甲类。

【特别提醒】日本号称"质量王国"，以对产品的挑剔闻名于世，但佛慈的川芎茶调丸在日本却被誉为"中国感冒丸"。佛慈产品进入日本并畅销几十年，"用料考究、疗效确切"是日本人对佛慈产品的评价。

5. 藿香正气丸

【剂型】浓缩丸、水丸

【成分】广藿香、紫苏叶、白芷、白术（炒）、陈皮、半夏（制）、厚朴（姜制）、茯苓、桔梗、甘草、大腹皮、大枣、生姜。

【处方来源】［宋］《太平惠民和剂局方》。

【药理作用】主要有解痉、镇痛、镇吐、增强细胞免疫功能、抑菌等作用。

【功能主治】解表化湿，理气和中。用于暑湿感冒，头痛身重胸闷，或恶寒发热，脘腹胀痛，呕吐泄泻。

【临床应用】用于感冒、急性胃肠炎、急慢性结肠炎、荨麻疹、酸中毒、体癣皮炎等。

【用法用量】浓缩丸：口服。一次8丸，一日3次。

水丸：口服。一次6g，一日2次。

【包装规格】浓缩丸：200丸/瓶。

水丸：6g/袋。

【批准文号】浓缩丸：国药准字Z62020832

水丸：国药准字Z62021079

【执行标准】浓缩丸：《中华人民共和国卫生部药品标准中药成方制剂》第七册 WS3–B–1465–93。

水丸：《中华人民共和国药典》（1990年版）一部。

【药品分类】OTC甲类。

【医保】国家甲类。

【特别提醒】夏季胃肠感冒，首选藿香正气丸。

用药指南

YONGYAO ZHINAN

春季,百花盛开,万物复苏,细菌、病毒等微生物也开始大量生长繁殖,加上气候变化无常,室内外温差较大,人体在这个季节易受到细菌和病毒等微生物的侵袭。季节交替是胃肠型感冒的高发时节,尤其在春夏交替、夏秋交替之时,要特别警惕胃肠型感冒的发生。

发烧、头痛、咳嗽、流涕、周身不适是人们熟知的感冒症状,而食欲差、泛酸、胃灼热,以至恶心、呕吐,有时还伴有轻微腹痛、水样腹泻等,这些症状却很难让人联想到感冒,然而它们却是"胃肠型感冒"的主要症状。此时,感冒常见的上呼吸道症状反而不明显了,所以也容易使人产生混淆。"胃肠型感冒"主要是由腺病毒、杯状病毒、流感病毒、冠状病毒等病毒感染引起,多发生于消化道功能较弱的群体。此时,感冒病毒会乘虚而入,钻进消化道,引起消化道黏膜反应,出现上面所提到的一系列消化道症状反应。

治疗胃肠型感冒最常用的中成药是藿香正气制剂(如藿香正气丸),其主要功能有两个方面:解表、和中。中医学认为,解表是解除肌体表层病邪,和中是调和胃肠道。藿香正气的两项功能正好对应胃肠型感冒的两个方面,所以能很快见效。

由于藿香正气丸卓越的疗效特点,临床上应用于胃肠型感冒的治疗,也广泛应用于空调病、急性胃肠炎、急慢性结肠炎、痢疾以及夏季中暑的防治,可作为居家旅行、四季常备的药品。

(本文来源:人民网——《生命时报》作者:董贺玲)

6. 加味藿香正气丸

【剂型】大蜜丸、水蜜丸

【成分】广藿香、紫苏叶、白芷、白术(炒)、陈皮、半夏(制)、厚朴(姜制)、茯苓、桔梗、甘草、大腹皮、大枣、生姜。

【处方来源】[宋]《太平惠民和剂局方》藿香正气丸加大枣、生姜两味。

【药理作用】主要有解痉、镇痛、镇吐、增强细胞免疫功能、抑菌等作用。

【功能主治】解表化湿,理气和中。用于外感风寒,内伤湿滞,头痛昏重,胸膈痞闷,脘腹胀痛,呕吐泄泻。

【临床应用】用于急性胃肠炎、胃肠型感冒、痢疾、中暑等。

【用法用量】大蜜丸:口服。一次 1~2 丸,一日 2~3 次。

水蜜丸:口服。一次 5~10g,一日 2~3 次。

【包装规格】大蜜丸:9g×10 丸/盒。

水蜜丸:5g/袋。

【批准文号】大蜜丸:国药准字 Z62021144

水蜜丸:国药准字 Z20033119

【执行标准】《中华人民共和国卫生部药品标准中药成方制剂》第二十册 WS3-B-3794-98。

【药品分类】大蜜丸:OTC 乙类;

水蜜丸:OTC 甲类。

【医保】非医保。

【特别提醒】众所周知,感冒是以头痛、鼻塞、发热、肌肉酸痛无力等为主要症状的常见病,一般来说,吃点感冒药就可好转。但有一种感冒,除了上述症状,还伴有恶心呕吐、腹痛腹泻等胃肠道症状,即胃肠型感冒,俗称"肚子着凉"。普通的感冒药不能治愈这种感冒,服用加味藿香正气丸疗效很好。

加味藿香正气丸是遵循古方藿香正气丸改进剂型精制而成,临床适应证主要可归结为三方面,一是急性胃肠炎、胃肠型感冒、痢疾、中暑和空调病等;二是水土不服以及饮食失和等引起的头昏、乏力、恶心、呕吐、腹泻、发热等身体不适症状;三是功能性消化不良。可以说,此药是一个广泛适用于中医湿滞类病症治疗和预防的大品种。居家旅游身边常备,时刻保护您的健康。

忌烟酒及辛辣、生冷、油腻食物,不宜同时服用滋补性中成药,不适用于风热感冒。

(本文来源:全民健康网)

7. 六合定中丸

【剂型】水丸

【成分】广藿香、紫苏叶、香薷、木香、檀香、姜厚朴、枳壳(炒)、陈皮、桔梗、甘草、茯苓、木瓜、炒白扁豆、炒山楂、六神曲(炒)、炒麦芽、炒稻芽。

【处方来源】[清]《医方易简》卷四。

【药理作用】主要有解痉、镇痛、镇吐、抑菌等作用。

【功能主治】祛暑除湿,和中消食。用于夏伤暑湿,宿食停滞,寒热头痛,胸闷恶心,吐泻腹痛。

【临床应用】夏季如果大量出汗、口渴,感觉全身有疲乏感,四肢无力,或头晕、胸闷,或记忆力不能集中,四肢发麻,有恶心感,这就是中暑的先兆。中暑先兆一般不需使用降体温西药,可到药店里自选一些祛暑类中成药,如六合定中丸等。本品为夏令时疫的常用药,对于夏季伤于暑湿,中暑,感冒,吐泻等症颇有验效。

【用法用量】口服。一次 3~6g,一日 2~3 次。

【包装规格】6g/袋。

【批准文号】国药准字 Z62020851

【执行标准】《中华人民共和国药典》(2015 年版)一部。

【药品分类】OTC 甲类。

【医保】国家乙类。

8. 维 C 银翘片

【剂型】片剂(双层片)

【成分】山银花、连翘、荆芥、淡豆豉、淡竹叶、牛蒡子、芦根、桔梗、甘草、马来酸氯苯那敏、对乙酰氨基酚、维生素 C、薄荷素油。

【处方来源】在清代名医吴瑭《温病条辨》所载"银翘散"方的基础上,加入了维生素 C、对乙酰氨基酚、马来酸氯苯那敏三种西药。

【药理作用】主要有解热、抗炎、抗病毒、镇痛、止咳的作用。

【功能主治】疏风解表,清热解毒。用于外感风热所致的流行性感冒,症见发热,头痛,咳嗽,口干,咽喉疼痛。

【临床应用】主要用于普通感冒及流行性感冒。

【用法用量】口服。一次 2 片,一日 3 次。饭后服用。

【注意】用药期间不宜驾驶车辆、管理机器及高空作业等。

【不良反应】可见困倦、嗜睡、口渴、虚弱感;偶见皮疹、荨麻疹、药热及粒细胞减少,过敏性休克、重症多形红斑型药疹、大疱性表皮松懈症;长期大量用药会导致肝肾功能异常。

【禁忌】严重肝肾功能不全者禁用。

【药物相互作用】

1. 与其他解热镇痛药并用,有增加肾毒性的危险。

2. 如与其他药物同时使用可能会发生药物相互作用,详情请咨询医师或药师。

3.不适用于风寒感冒,表现为恶寒明显,无汗,头疼身酸,鼻塞流清涕。

【包装规格】12 片/盒。

【批准文号】国药准字 Z62020804

【执行标准】《中华人民共和国药典》(2015 年版)一部。

【药品分类】OTC 甲类。

【医保】国家乙类。

【特别提醒】佛慈维 C 银翘片是中西药复方制剂,被誉为"感冒护理专家"。本品是中西药有机结合的产物,其中,西药成分解热镇痛、缓解症状,中药成分杀灭病毒、针对病因。中西药协同作用,标本兼治,相得益彰,兼有中药的安全持久和西药的迅速强效,第一时间为患者解除感冒病痛,是治疗感冒的一剂良药。

佛慈制药力主创新, 充分利用现代中药制剂工艺和先进的生产设备及分析检测仪器,成功开发出维 C 银翘双层片,采用双层压片新工艺和薄膜包衣技术,一层中药、一层西药,解决了处方中西药(维生素 C 等)含量在生产和贮藏过程中下降的难题,产品疗效得到了更好的保证。同时，药典新标准使产品质量检测指标更加全面和完善，有利于产品质量的更好监控和保证。

另外，维生素 C 还容易因外在环境如高温、氧化剂等而遭到破坏，因此服用维 C 银翘片时应该用温开水冲服。

9. 参苏丸

【剂型】大蜜丸、水蜜丸、小蜜丸、水丸

【成分】党参、紫苏叶、葛根、前胡、茯苓、半夏（制）、陈皮、枳壳（炒）、桔梗、木香、甘草。

【处方来源】[宋]《太平惠民和剂局方》。

【药理作用】主要有解热、镇痛、镇咳、祛痰、提高非特异性免疫功能及抗病毒作用。

【功能主治】益气解表，疏风散寒，祛痰止咳。用于身体虚弱、感受风寒所致感冒，症见恶寒发热、头痛鼻塞、咳嗽痰多、胸闷呕逆、乏力气短。

【临床应用】用于老年寒性感冒、上呼吸道感染、急性支气管炎等。

【用法用量】大蜜丸:口服。一次 1~2 丸,一日 2~3 次。

　　　　　　水蜜丸:口服。一次 8~13g,一日 2~3 次。

　　　　　　小蜜丸:口服。一次 9~18g,一日 2~3 次。

　　　　　　水丸:口服。一次 6~9g,一日 2~3 次。

【包装规格】大蜜丸:9g×10 丸/盒。

　　　　　　水蜜丸:6g×10 袋/盒。

　　　　　　小蜜丸:9g/袋。

　　　　　　水丸:6g/袋。

【批准文号】大蜜丸:国药准字 Z20027360

　　　　　　水蜜丸:国药准字 Z20027362

　　　　　　小蜜丸:国药准字 Z20027361

　　　　　　水丸:国药准字 Z20027363

【执行标准】《中华人民共和国药典》(2015 年版)一部

【药品分类】OTC 甲类。

【医保】国家乙类。

【特别提醒】体虚感冒试试参苏丸

有的体质素虚而患感冒的人(特别是老年人),服一般感冒药效果不佳,如果选用中成药"参苏丸",往往收效显著。

参苏丸系"扶正解表"的代表方,适用于平素体弱者外感风寒而致的表证,其主要表现为:恶寒发热、头痛鼻塞、咳嗽痰多、胸闷呕逆、气短倦怠、舌淡苔白、脉浮无力等。现代医学所指的上呼吸道感染、急、慢性支气管炎及急性扁桃体炎等病,只要具有上述主要症状者,均可选服参苏丸,可祛邪不伤正(正气),最终达到元气恢复,风寒尽散,诸症得愈之目的。

凡是有寒湿证者慎用,单纯痰热型咳嗽、气喘不宜用本品。

(本文来源:《大众卫生报》作者:蒲昭和)

10. 九味羌活丸/九味羌活颗粒　　国家基本药物

【剂型】大蜜丸、小蜜丸、水丸、颗粒剂

【成分】羌活、防风、苍术、细辛、川芎、白芷、黄芩、甘草、地黄。

【处方来源】[元]《此事难知》。

【药理作用】主要有镇痛、抗炎、解热、镇静、抗菌、抗病毒、调节免疫等作用。

【功能主治】疏风解表,散寒除湿。用于外感风寒挟湿所致的感冒,症见恶寒、发热、无汗、头重而痛、肢体酸痛。

【临床应用】临床用于感冒、流感、风湿性关节炎、急性荨麻疹、坐骨神经痛等。阴虚气弱者慎用。

【用法用量】大蜜丸:口服。一次 1 丸,一日 2 次,用姜葱汤或温开水送服。

小蜜丸:口服。一次 9g,一日 2 次,用姜葱汤或温开水送服。

水丸：姜葱汤或温开水送服，一次 6~9g，一日 2~3 次。

颗粒剂：姜汤或开水冲服，一次 1 袋，一日 2~3 次。

【包装规格】大蜜丸：9g×10 丸/盒。

小蜜丸：9g/袋。

水丸：6g/袋。

颗粒剂：15g/袋。

【批准文号】大蜜丸：国药准字 Z20026070

小蜜丸：国药准字 Z20026070

水丸：国药准字 Z62021134

颗粒剂：国药准字 Z62021133

【执行标准】大蜜丸：《国家药品监督管理局标准（试行）》WS-10763(ZD-0763)-2002-2012Z。

小蜜丸：《国家药品监督管理局标准（试行）》WS-10763(ZD-0763)-2002-2012Z。

水丸：《中华人民共和国药典》(2015 年版)一部。

颗粒剂：《中华人民共和国药典》(2015 年版)一部。

【药品分类】处方药。

【医保】国家甲类。

11. 感冒清片/感冒清胶囊

【剂型】片剂、胶囊剂

【成分】南板蓝根、大青叶、金盏银盘、岗梅、山芝麻、对乙酰氨基酚、穿心莲叶、盐酸吗啉胍、马来酸氯苯那敏。

【药理作用】主要有抗菌、抗病毒、消炎、解热、止痛、增强免疫力的作用。

【功能主治】疏风解表，清热解毒。用于风热感冒，发烧，头痛，鼻塞流涕，喷嚏，咽喉肿痛，全身酸痛等症。

【用法用量】片剂：口服，一次 3~4 片，一日 3 次。

胶囊剂：口服，一次 1~2 粒，一日 3 次。

【注意】用药期间不宜驾驶车辆、管理机器及高空作业等。

【包装规格】片剂：每素片重 0.22g(含对乙酰氨基酚 12mg)。

颗粒剂：每粒装 0.5g(含对乙酰氨基酚 24mg)。

【批准文号】片剂：国药准字 Z62020923

胶囊剂：国药准字 Z62020922

【执行标准】片剂：《中华人民共和国卫生部药品标准中药成方制剂》第十九册 WS3-B-3716-98。

胶囊剂：《中华人民共和国卫生部药品标准中药成方制剂》第十九册 WS3-B-3717-98。

【药品分类】处方药。

【医保】国家甲类。

12. 参苏感冒片

【剂型】片剂

【成分】党参、紫苏叶、桔梗、姜半夏、葛根、茯苓、陈皮、前胡、枳壳、甘草、麦冬、桑白皮。

【功能主治】祛风解表，化痰止咳。用于伤风感冒，寒热往来，鼻塞声重，咳嗽。

【用法用量】口服，一次 4~6 片，一日 3 次。

【批准文号】国药准字 Z62021109。

【执行标准】《中华人民共和国卫生部药品标准中药成方制剂》第二册 WS3-B-0317-90。

【药品分类】处方药。

13. 板蓝根颗粒　国家基本药物

【剂型】颗粒剂

【成分】板蓝根。

【处方来源】研制方。

【药理作用】主要有抗菌、抗病毒、抗内毒素、抗炎、增强免疫功能等作用。

【功能主治】清热解毒，凉血利咽。用于肺胃热盛所致的咽喉肿痛、口咽干燥、腮部肿胀；急性扁桃体炎、腮腺炎见上述证候者。

【临床应用】临床上用于上呼吸道感染、急性扁桃体炎、流行性腮腺炎、流行性乙型脑炎、流行性感冒、传染性肝炎、红眼病、单纯疱疹病毒性角膜炎、慢性咽炎、水痘、病毒性皮肤病等。非实火热毒者忌服。

【用法用量】开水冲服，一次 5~10g(含糖型)，或一次 3~6g(无糖型)，一日 3~4 次。

【包装规格】10g×10 袋/盒；3g×30 袋/盒(无糖)。

【批准文号】国药准字 Z62020644；国药准字 Z62020643；国药准字 Z62020595

【执行标准】《中华人民共和国药典》(2015 年版)一部。

【药品分类】OTC 乙类。

【医保】国家甲类。

【特别提醒】板蓝根颗粒作为一种常用的抗病毒中成药，以其见效快、毒副作用小而受到广大患者青睐，特别是 2003 年在抗击"非典"的过程中发挥了巨大作用。在"非典"之后，许多专家学者对板蓝根颗粒进行深入研究，结果表明板蓝根含有多种成分，不但可以有效抑制病毒，还可多环节地实现免疫调节。

14. 风寒感冒颗粒

【剂型】颗粒剂

【成分】麻黄、葛根、紫苏叶、防风、桂枝、白芷、陈皮、苦杏仁、桔梗、甘草、干姜。

【处方来源】研制方。

【药理作用】主要有解热、镇痛、镇咳、抗病毒等作用。

【功能主治】解表发汗，疏风散寒。用于风寒感冒，发热，头痛，恶寒，无汗，咳嗽，鼻塞，流清涕。

【临床应用】用于治疗感冒病风寒表实证、咳嗽及喘证等。风热感冒者不适用,其表现为发热重,微恶风,有汗,口渴,鼻流浊涕,咽喉红肿热痛,咳吐黄痰;有高血压、心脏病、肝病、糖尿病、肾病等慢性病严重者,孕妇或正在接受其他治疗的患者,均应在医师指导下服用。

【用法用量】口服。一次 1 袋,一日 3 次;小儿酌减。

【包装规格】8g×10 袋/盒。

【批准文号】国药准字 Z62020916

【执行标准】《中华人民共和国卫生部药品标准中药成方制剂》第一册 WS-B-0045-89。

【药品分类】OTC 甲类。

【医保】非医保。

15. 风热感冒颗粒

【剂型】颗粒剂

【成分】板蓝根、连翘、薄荷、荆芥穗、桑叶、芦根、牛蒡子、菊花、苦杏仁、桑枝、六神曲。

【处方来源】研制方。

【药理作用】主要有解热、抗病毒、镇痛、增强免疫功能等作用。

【功能主治】疏风清热,利咽解毒。用于风热感冒,发热,有汗,鼻塞,头痛,咽痛,咳嗽,多痰。

【临床应用】本方系辛凉平剂和清热解毒之品合用,临床上对感冒并外感风热表证,风温、风热乳蛾及痄腮,凡见风热表证者多可用本方。忌生冷、油腻食物;风寒感冒者不适用。

【用法用量】口服。一次 1 袋,一日 3 次;小儿酌减。

【包装规格】10g×10 袋/盒。

【批准文号】国药准字 Z62020917

【执行标准】《中华人民共和国卫生部药品标准中药成方制剂》第一册 WS3-B-0044-89。

【药品分类】OTC 甲类。

【医保】非医保。

16. 感冒退热颗粒

【剂型】颗粒剂

【成分】大青叶、板蓝根、连翘、拳参。

【处方来源】研制方。

【药理作用】主要有解热、镇痛、抗菌、抗炎、抗过敏、增强免疫功能等作用。

【功能主治】清热解毒，疏风解表。用于上呼吸道感染，急性扁桃体炎，咽喉炎属外感风热，热毒壅盛证，症见发热，咽喉肿痛。

【临床应用】适用于温热病毒入于血分，见发斑、神昏、壮热、烦躁等症。临床用于风热感冒、咽喉痛、乙型脑炎等。忌烟、酒及辛辣、生冷、油腻食物；不宜在服药期间同时服用滋补性中药；风寒感冒者不适用；糖尿病患者及有高血压、心脏病、肝病、肾病等慢性病严重者，儿童、孕妇、哺乳期妇女、年老体弱及脾虚便溏者应在医师指导下服用。

【用法用量】开水冲服，一次 1~2 袋，一日 3 次。

【包装规格】18g×10 袋/盒。

【批准文号】国药准字 Z62020820

【执行标准】《中华人民共和国药典》(2015 年版)一部。

【药品分类】OTC 乙类。

【医保】非医保。

17. 感冒解热颗粒

【剂型】颗粒剂

【成分】麻黄、菊花、白术、羌活、防风、生姜、石膏、葛根、钩藤。

【处方来源】研制方。

【药理作用】主要有发汗、解热、镇痛、镇咳、抗菌、抗炎、抗病毒等作用。

【功能主治】疏风清热。用于伤风感冒所致的发热，头痛，项强，恶风无汗,周身酸重。

【临床应用】用于伤风感冒诸症。忌烟、酒及辛辣、生冷、油腻食物;不宜在服药期间同时服用滋补性中药;儿童、孕妇、哺乳期妇女、年老体弱者应在医师指导下服用。

【用法用量】开水冲服,一次 1~2 袋,一日 3 次或遵医嘱。

【包装规格】15g×9 袋/盒。

【批准文号】国药准字 Z62021070

【执行标准】《中华人民共和国卫生部药品标准中药成方制剂》第二册 WS3-B-0449-90。

【药品分类】OTC 甲类。

【医保】非医保。

18. 姜枣祛寒颗粒

【剂型】颗粒剂

【成分】干姜、大枣。

【处方来源】经验方。

【药理作用】主要有镇痛、抗炎等作用,对体温、汗腺分泌、胃肠蠕动、免疫功能具有双向调节作用。

【功能主治】发散祛寒,和胃温中。用于风寒感冒,胃寒疼痛。

【临床应用】用于风寒感冒、风寒所致胃痛等。忌烟、酒及生冷、油腻食物;孕妇、哺乳期妇女、年老体弱者应在医师指导下服用。

【用法用量】口服。一次 1~2 袋,一日 2~3 次。

【包装规格】15g×10 袋/盒。

【批准文号】国药准字 Z62020827

【执行标准】《中华人民共和国卫生部药品标准中药成方制剂》第二册 WS3-B-0361-90。

【药品分类】OTC 乙类。

【医保】非医保。

19. 少阳感冒颗粒

【剂型】颗粒剂

【成分】柴胡、黄芩、人参、甘草、半夏、干姜、大枣、青蒿。

【处方来源】[汉]《伤寒论》。

【药理作用】主要有镇静、增强免疫功能等作用。

【功能主治】解表散热，和解少阳。用于外感病邪犯少阳证，症见寒热往来、胸胁苦满、食欲不振、心烦喜呕、口苦咽干。

【临床应用】本方为和解少阳的主方。临床对感冒病属少阳证候，疟疾，妇人产后外感发热，凡见病邪在半表半里的少阳证者均可用本方治疗。忌烟、酒及生冷、油腻食物；孕妇、哺乳期妇女、年老体弱者应在医师指导下服用。

【用法用量】口服。一日 2 次，一次 1 袋，小儿酌减。

【包装规格】8g/袋。

【批准文号】国药准字 Z62020844

【执行标准】《中华人民共和国药典》(2015 年版)一部。

【药品分类】处方药。

【医保】非医保。

第二节　咳嗽用药

1. 百合固金丸

【剂型】浓缩丸、大蜜丸

【成分】百合、地黄、熟地黄、麦冬、玄参、川贝母、当归、白芍、桔梗、甘草。

【处方来源】[清]医方集解》。

【药理作用】主要有抗菌、消炎、解热、镇静、镇痛、祛痰、止咳及平喘作用。

【功能主治】养阴润肺，化痰止咳。用于肺肾阴虚，燥咳少痰，咽干喉痛。

【临床应用】用于自发性气胸、肺结核、慢性支气管炎、支气管扩张咯血、小儿久咳、遗精等。

【用法用量】浓缩丸：口服。一次 8 丸，一日 3 次。

大蜜丸：口服。一次 1 丸，一日 2 次。

【包装规格】浓缩丸：200 丸/瓶。

大蜜丸：9g×10 丸/盒。

【批准文号】浓缩丸：国药准字 Z62020642

大蜜丸：国药准字 Z62021032

【执行标准】浓缩丸：《中华人民共和国药典》(2015 年版)一部。

大蜜丸：《中华人民共和国药典》(2015 年版)一部。

【药品分类】OTC 甲类。

【医保】国家乙类。

2. 二陈丸

【剂型】浓缩丸、水丸

【成分】陈皮、半夏(制)、茯苓、甘草、生姜。

【处方来源】[宋]《太平惠民和剂局方》。

【药理作用】主要有镇咳、祛痰、平喘、止呕、解痉、保肝、利胆、抑菌和调节免疫机能等作用。

【功能主治】燥湿化痰，理气和胃。用于咳嗽痰多，胸脘胀闷，恶心呕吐。

【临床应用】主要用于支气管炎、美尼尔氏综合征、癫痫、迁延性肝炎等病的治疗。

【用法用量】浓缩丸：口服。一次 12~16 丸，一日 3 次。

水丸：口服。一次 9~15g，一日 2 次。

【包装规格】浓缩丸：200 丸/瓶。

水丸：6g×10 袋/盒。

【批准文号】浓缩丸：国药准字 Z62020657

水丸:国药准字 Z62020913

【执行标准】浓缩丸:《中华人民共和国卫生部药品标准中药成方制剂》第八册 WS3-B-1474-93。

水丸:《中华人民共和国药典》(2015 年版)一部。

【药品分类】OTC 甲类。

【医保】国家乙类。

3. 宁嗽丸

【剂型】浓缩丸

【成分】川贝母、桔梗、茯苓、姜半夏、橘红、谷芽(炒)、紫苏子、苦杏仁、桑白皮、石斛、薄荷、甘草。

【处方来源】古方"宁嗽汤"。

【药理作用】主要有镇咳、祛痰、抑菌、解热等作用。

【功能主治】清热化痰,健脾益气,止咳平喘。用于咳嗽气喘,痰黄而多,胸闷、口干、舌燥、乏力等症。

【临床应用】主要用于急性支气管炎及慢性单纯性气管炎、急性发作之咳嗽等。

【用法用量】口服。一次 8 丸,一日 3 次。

【包装规格】200 丸/瓶

【批准文号】国药准字 Z62020670

【执行标准】《中华人民共和国卫生部药品标准中药成方制剂》第二册 WS3-B-0256-90。

【药品分类】OTC 甲类。

【医保】非医保。

4. 清气化痰丸

【剂型】浓缩丸

【成分】黄芩(酒炒)、瓜蒌仁霜、半夏(制)、陈皮、胆南星、生姜、苦杏仁、枳实、茯苓。

【处方来源】[明]《医方考》。

【药理作用】主要有镇咳、祛痰、平喘、抑菌、免疫调节等作用。

【功能主治】清肺化痰。用于肺热咳嗽，痰多黄稠，胸脘满闷。

【临床应用】主要用于肺炎，肺脓肿，急、慢性支气管炎及肺结核的治疗。

【用法用量】口服。一次 6 丸，一日 3 次。

【包装规格】200 丸/瓶。

【批准文号】国药准字 Z62020677

【执行标准】《中华人民共和国卫生部药品标准中药成方制剂》第七册 WS3-B-1441-93。

【药品分类】OTC 甲类。

【医保】国家乙类。

5. 通宣理肺丸　国家基本药物

【剂型】浓缩丸、大蜜丸

【成分】紫苏叶、前胡、桔梗、苦杏仁(炒)、麻黄、甘草、陈皮、半夏(制)、茯苓、枳壳(炒)、黄芩。

【处方来源】[宋]《太平惠民和剂局方》。

【药理作用】具有抗菌、抗病毒、解热、镇痛、抗炎、缓解肺及支气管痉挛、镇咳、祛痰和平喘作用。

【功能主治】解表散寒，宣肺止嗽。用于风寒感冒咳嗽，咳痰不畅，发热恶寒，鼻塞流涕，头痛无汗，肢体酸痛。

【临床应用】用于感冒、急性支气管炎等疾病。

【用法用量】浓缩丸：口服。一次 8~10 丸，一日 2~3 次。

　　　　　　大蜜丸：口服。一次 2 丸，一日 2~3 次。

【包装规格】浓缩丸：200 丸/瓶。

　　　　　　大蜜丸：6g×10 丸/盒。

【批准文号】浓缩丸：国药准字 Z62020802

　　　　　　大蜜丸：国药准字 Z62021168

【执行标准】浓缩丸：《中华人民共和国卫生部药品标准中药成方

制剂》第十一册 WS3-B-2222-96。

大蜜丸:《中华人民共和国药典》(2015 年版)一部。

【药品分类】OTC 甲类。

【医保】国家甲类。

6. 止嗽定喘丸

【剂型】水丸

【成分】麻黄、苦杏仁、石膏、甘草。

【处方来源】[汉]《伤寒论》麻黄杏仁甘草石膏汤方。

【药理作用】主要有镇咳、祛痰、平喘、解热、抗炎、抗病原微生物等作用。

【功能主治】清肺热,平哮喘。用于发热口渴,咳嗽痰黄,喘促,胸闷。

【临床应用】本方为清宣肺热之剂,多用于咳喘之症。

【用法用量】口服。一次 6g,一日 2 次。

【包装规格】6g×6 袋/盒。

【批准文号】国药准字 Z20026216

【执行标准】《国家药品监督管理局标准(试行)》WS-10832(ZD-0832)-2002-2012Z。

【药品分类】OTC 甲类。

【医保】非医保。

7. 橘红丸 国家基本药物

【剂型】大蜜丸、水蜜丸

【成分】化橘红、陈皮、半夏(制)、茯苓、甘草、桔梗、苦杏仁、炒紫苏子、紫菀、款冬花、瓜蒌皮、浙贝母、地黄、麦冬、石膏。

【处方来源】[明]《古今医鉴》清金降火汤方化裁。

【药理作用】主要有镇咳、祛痰等作用。

【功能主治】清肺、化痰、止咳。用于痰热咳嗽,痰多,色黄黏稠,胸闷口干。

【临床应用】本药为清肺降火化痰之剂,多用于肺热咳嗽、哮喘、肺痈等病。忌烟酒及辛辣、生冷、油腻食物;不宜同时服用滋补性中成药;气虚咳喘及阴虚燥咳者不适用。

【用法用量】大蜜丸:口服。一次2丸,一日2次。

　　　　　　水蜜丸:口服。一次7.2g,一日2次。

【包装规格】大蜜丸:6g×10丸/盒。

　　　　　　水蜜丸:7.2g/袋×10袋/盒。

【批准文号】大蜜丸:国药准字Z62021302

　　　　　　水蜜丸:国药准字Z62021136

【执行标准】大蜜丸:《中华人民共和国药典》(2015年版)一部。

　　　　　　水蜜丸:《中华人民共和国药典》(2015年版)一部。

【药品分类】OTC甲类。

【医保】国家甲类。

8. 止嗽青果丸

【剂型】大蜜丸

【成分】西青果、麻黄、苦杏仁(去皮炒)、石膏、甘草、紫苏子(炒)、紫苏叶、半夏(制)、浙贝母、桑白皮(蜜制)、白果仁、黄芩、款冬花、冰片。

【处方来源】经验方。

【药理作用】主要有止咳、祛痰等作用。

【功能主治】宣肺化痰,止咳定喘。用于风寒束肺引起的咳嗽痰盛,胸膈满闷,气促作喘,口燥咽干。

【临床应用】临床多用于痰热内蕴,或复感表邪者。西医诊断为急慢性支气管炎、上呼吸道感染、哮喘、肺炎均可服用本品治疗。运动员慎用。

【用法用量】口服。一次2丸,一日2次。

【包装规格】3g×10丸/盒。

【批准文号】国药准字Z62021098

【执行标准】《中华人民共和国卫生部药品标准中药成方制剂》第十册 WS3-B-1897-95。

【药品分类】处方药。

【医保】非医保。

9. 养阴清肺丸　　国家基本药物

【剂型】大蜜丸、水蜜丸

【成分】地黄、麦冬、玄参、川贝母、白芍、牡丹皮、薄荷、甘草。

【处方来源】[清]《重楼玉钥》。

【药理作用】主要有抗菌、解毒、抗炎、镇静、祛痰、止咳、解热等作用。

【功能主治】养阴润燥，清肺利咽。用于阴虚肺燥，咽喉干痛，干咳少痰或痰中带血。

【临床应用】用于白喉、扁桃体炎、慢性咽炎、口腔溃疡等。对湿热痰多或感冒初期咳嗽，不宜应用。

【用法用量】大蜜丸：口服。一次 1 丸，一日 2 次。

　　　　　　水蜜丸：口服。一次 6g，一日 2 次。

【包装规格】大蜜丸：9g×10 丸/盒。

　　　　　　水蜜丸：6g/袋×10 袋/盒。

【批准文号】大蜜丸：国药准字 Z62021095

　　　　　　水蜜丸：国药准字 Z20113033

【执行标准】大蜜丸：《中华人民共和国药典》(2015 年版)一部。

　　　　　　水蜜丸：《中华人民共和国药典》(2015 年版)一部。

【药品分类】OTC 甲类。

【医保】国家甲类。

10. 复方杜鹃片

【剂型】片剂

【成分】烈香杜鹃叶、蒲公英、黄芪。

【功能主治】止咳、祛痰、平喘、扶正补气。用于慢性气管炎。

【用法用量】口服，一次 4 片，一日 3 次。

【包装规格】每片重 0.45g。

【批准文号】国药准字 Z20026427

【执行标准】《国家药品标准(试行)颁布件》WS-10976(ZD-0976)-2002-2012Z。

【药品分类】处方药。

【医保】非医保。

11. 麻杏止咳片

【剂型】片剂

【成分】麻黄、苦杏仁、石膏、炙甘草、硬脂酸镁、淀粉。

【功能主治】镇咳，祛痰，平喘。用于急性、慢性支气管炎及喘息等。

【用法用量】口服，一次 3 片，一日 3 次。

【包装规格】薄膜衣片每片重 0.26g。

【批准文号】国药准字 Z20027224

【执行标准】《国家药品标准(试行)颁布件》WS1-11363(ZD-1363)-2002-2012Z。

【药品分类】OTC 甲类。

【医保】非医保。

12. 半夏露颗粒

【剂型】颗粒剂

【成分】生半夏、枇杷叶、远志、款冬花、桔梗、麻黄、甘草、陈皮、薄荷油。

【处方来源】研制方。

【药理作用】主要有抗炎、镇静、祛痰、止咳等作用。

【功能主治】止咳化痰。用于咳嗽多痰，支气管炎。

【临床应用】用于急慢性气管、支气管炎，感冒引起的咳嗽、痰多等。

【用法用量】开水冲服，一次 7g，一日 4 次。

【包装规格】14g×10 袋/盒。

【批准文号】国药准字 Z62020646

【执行标准】《中华人民共和国卫生部药品标准中药成方制剂》第四册 WS3-B-0729-91。

【药品分类】处方药。

【医保】非医保。

13. 半夏糖浆

【剂型】糖浆剂

【成分】生半夏、麻黄、紫菀、桔梗、枇杷叶、远志(制)、陈皮、甘草、薄荷油。

【处方来源】研制方。

【药理作用】主要有抗炎、镇静、祛痰、止咳等作用。

【功能主治】止咳化痰。用于咳嗽痰多,支气管炎。

【临床应用】用于急慢性气管、支气管炎,感冒引起的咳嗽、痰多等。服药期间忌烟、酒、辛辣等食物;糖尿病患者宜在医师指导下服用。

【用法用量】口服。一次 15ml,一日 4 次。

【包装规格】100ml/瓶。

【批准文号】国药准字 Z62020647

【执行标准】《中华人民共和国卫生部药品标准中药成方制剂》第八册 WS3-B-1527-93。

【药品分类】处方药。

【医保】非医保。

14. 止咳祛痰颗粒

【剂型】颗粒剂

【成分】桔梗、百部、苦杏仁、盐酸麻黄碱。

【处方来源】研制方。

【药理作用】主要有祛痰、止咳、抗炎等作用。

【功能主治】润肺祛痰,止咳定喘。用于伤风咳嗽,慢性支气管炎及支气管哮喘。

【临床应用】用于慢性支气管炎、支气管哮喘、久咳不止者。

【用法用量】温开水冲服,一次 10g,一日 3 次。小儿酌减或遵医嘱。

【包装规格】10g/袋。

【批准文号】国药准字 Z62020766

【执行标准】《中华人民共和国卫生部药品标准中药成方制剂》第十九册 WS3-B-3565-98。

【药品分类】OTC 甲类。

【医保】非医保。

15. 复方百部止咳颗粒

【剂型】颗粒剂

【成分】百部(蜜炙)、苦杏仁、桔梗、桑白皮、麦冬、知母、黄芩、陈皮、甘草、天南星(制)、枳壳(炒)。

【处方来源】经验方。

【药理作用】主要有抗炎、祛痰、止咳、提高机体免疫力等作用。

【功能主治】清肺止咳。用于肺热咳嗽,痰黄黏稠,百日咳。

【临床应用】用于内伤痰热久咳或外感久咳不愈,外证已清,痰热内盛等。

【用法用量】开水冲服,一次 1~2 袋,一日 2~3 次;小儿酌减。

【包装规格】10g×10 袋/盒。

【批准文号】国药准字 Z62021190

【执行标准】《中华人民共和国卫生部药品标准中药成方制剂》第三册 WS3-B-0582-91。

【药品分类】处方药。

【医保】非医保。

16. 感冒止咳颗粒

【剂型】颗粒剂

【成分】柴胡、山银花、葛根、青蒿、连翘、黄芩、桔梗、苦杏仁、薄荷脑。

【处方来源】研制方。

【药理作用】主要有解热、抗炎、祛痰、止咳、抗菌、抗病毒等作用。

【功能主治】清热解表，止咳化痰。用于外感风热所致的感冒，症见发热恶风、头痛鼻塞、咽喉肿痛、咳嗽、周身不适。

【临床应用】用于治疗肺热咳嗽或喘急、风热感冒等。忌烟、酒及辛辣、生冷、油腻食物；不宜在服药期间同时服用滋补性中成药；风寒感冒者不适用，其表现为恶寒重，发热轻，无汗，头痛，鼻塞，流清涕，喉痒咳嗽；高血压、心脏病、肝病、肾病等慢性病严重者，小儿，年老体弱者，孕妇应在医师指导下服用。

【用法用量】开水冲服，一次 1 袋，一日 3 次。

【包装规格】10g×10 袋/盒。

【批准文号】国药准字 Z62021071

【执行标准】《中华人民共和国药典》(2015 年版)一部。

【药品分类】处方药。

【医保】非医保。

17. 杏仁止咳糖浆

【剂型】糖浆剂

【成分】杏仁水、百部流浸膏、远志流浸膏、陈皮流浸膏、桔梗流浸膏、甘草流浸膏。

【处方来源】研制方。

【药理作用】主要有祛痰、镇咳、抗炎、增强网状内皮系统吞噬功能等作用。

【功能主治】化痰止咳。用于痰浊阻肺，咳嗽痰多；急、慢性支气管炎见以上证候者。

【临床应用】临床多用于急慢性支气管炎、上呼吸道感染等。

【用法用量】口服。一次 15ml，一日 3~4 次。

【包装规格】100ml/瓶。

【批准文号】国药准字 Z62020880

【执行标准】《中华人民共和国药典》(2015 年版)一部。

【药品分类】OTC 甲类。

【医保】非医保。

18. 止咳枇杷糖浆

【剂型】糖浆剂

【成分】枇杷叶、白前、桑白皮、桔梗、百部、薄荷油。

【处方来源】研制方。

【药理作用】主要有镇咳祛痰、解热镇痛、抗炎等作用。

【功能主治】清肺，止咳，化痰。用于咳嗽多痰，支气管炎。

【临床应用】多用于风热咳嗽，临床主要用于治疗急性支气管炎。

【用法用量】口服。一次 15ml，一日 3~4 次，小儿酌减。

【包装规格】100ml/瓶。

【批准文号】国药准字 Z62020888

【执行标准】《中华人民共和国卫生部药品标准中药成方制剂》第九册 WS3-B-1702-94。

【药品分类】OTC 乙类。

【医保】非医保。

19. 强力枇杷露　国家基本药物

【剂型】糖浆剂

【成分】枇杷叶、罂粟壳、百部、白前、桑白皮、桔梗、薄荷脑。

【处方来源】研制方。

【药理作用】主要有镇咳、镇静、祛痰、抗炎作用。

【功能主治】养阴敛肺，镇咳祛痰。用于久咳劳嗽，支气管炎等。

【临床应用】临床用于上呼吸道感染、急慢性支气管炎等。

【用法用量】口服。一次 15ml，一日 3 次，小儿酌减。

【禁忌】儿童、孕妇、哺乳期妇女禁用；糖尿病患者禁服。

【包装规格】100ml/瓶。

【批准文号】国药准字 Z62020676

【执行标准】《中华人民共和国卫生部药品标准中药成方制剂》第二册 WS3-B-0442-90。

【药品分类】OTC 甲类。

【医保】国家乙类。

20. 川贝枇杷糖浆

【剂型】糖浆剂

【成分】川贝母流浸膏、桔梗、枇杷叶、薄荷脑。

【处方来源】研制方。

【药理作用】主要有止咳、化痰、平喘、抑菌、解热作用。

【功能主治】清热宣肺，化痰止咳。用于风热犯肺、痰热内阻所致的咳嗽痰黄或咳痰不爽、咽喉肿痛、胸闷胀痛；感冒、支气管炎见上述证候者。

【临床应用】临床用于咳嗽、哮喘。本方适宜于外感风热袭肺，肺失宣降而致的风热咳嗽。可治疗伤风感冒、支气管炎、肺炎、肋膜炎等引起的咳嗽、哮喘，尤其对小儿的咳嗽，有一定的疗效。外感风寒咳嗽者忌用。

【用法用量】口服。一次 10ml，一日 3 次。

【包装规格】100ml/瓶。

【批准文号】国药准字 Z62020651

【执行标准】《中华人民共和国药典》(2015 年版)一部。

【药品分类】OTC 乙类。

【医保】国家乙类。

21. 麻杏甘石合剂

【剂型】合剂

【成分】麻黄、苦杏仁、石膏、甘草(蜜炙)。

【处方来源】[汉]《伤寒论》。

【药理作用】主要有镇咳、祛痰、平喘、解热、抗炎、增强机体免疫功能、抗变态反应、抗病原微生物、改善血液循环作用。

【功能主治】辛凉宣肺,平喘止咳。用于外感身热,咳逆气急,鼻煽,口渴,有汗或无汗。

【临床应用】临床用于急慢性气管、支气管炎,肺炎,小儿肺炎,百日咳,风热感冒,荨麻疹,咽喉炎,口疮,鼻窦炎,肺心病等。高血压病者忌服。

【用法用量】口服。一次 10~20ml,一日 3 次或遵医嘱。

【注意】高血压者忌服。

【包装规格】10ml×10 支/盒。

【批准文号】国药准字 Z62020666

【执行标准】《中华人民共和国卫生部药品标准中药成方制剂》第二册 WS3-B-0411-90。

【药品分类】处方药。

【医保】非医保。

22. 小青龙合剂

【剂型】合剂

【成分】麻黄、桂枝、白芍、干姜、细辛、炙甘草、法半夏、五味子。

【处方来源】[汉]《伤寒论》。

【药理作用】主要有平喘、抗过敏、扩张外周血管、升高皮肤温度、改善肾上腺皮质功能及肺功能、对血液流变学的影响、促进红细胞糖酵解等作用。

【功能主治】解表化饮,止咳平喘。用于风寒水饮,恶寒发热,无汗,喘咳痰稀。

用药指南 YONGYAO ZHINAN

【临床应用】用于支气管哮喘、急慢性支气管炎、肺炎、百日咳、久咳、感冒、过敏性鼻炎、胸膜炎、肺水肿、肺心病、眼疾等。凡是风热咳喘及正气不足的虚喘不宜用,阴虚干咳无痰者禁用。

【用法用量】口服。一次 10~20ml,一日 3 次,用时摇匀。

【包装规格】10ml×10 支/盒。

【批准文号】国药准字 Z62020879

【执行标准】《中华人民共和国药典》(2015 年版)一部。

【药品分类】OTC 甲类。

【医保】非医保。

第三节　失眠用药

1. 柏子滋心丸

【剂型】浓缩丸

【成分】柏子仁、玄参、熟地黄、枸杞子、甘草(炙)、当归、石菖蒲、麦冬、茯苓。

【处方来源】由[明]《体仁汇编》中"柏子养心丸"变化而来。

【药理作用】主要有镇静、催眠、抗惊厥作用。

【功能主治】滋阴养心,安神益智。用于心血亏损,神志不宁,精神恍惚,夜多怪梦,怔忡惊悸,健忘。

【临床应用】用于神经衰弱、失眠、焦虑、抑郁、心律不齐等。

【用法用量】口服。一次 8 丸,一日 3 次。

【禁忌】外感发热患者忌服。

【包装规格】200 丸/瓶。

【批准文号】国药准字 Z62020641

【执行标准】《中华人民共和国卫生部药品标准中药成方制剂》第十一册 WS3-B-2180-96。

【药品分类】OTC 乙类。

【医保】非医保。

【特别提醒】随着生活节奏加快,生活与工作压力增加,失眠愈演愈烈,并严重干扰人们的正常生活。失眠的主要表现为睡眠时间、深度的不足,轻者入睡困难,或寐而不酣,时寐时醒,或醒后不能再寐,重者彻夜不寐。长此以往会引起注意力、言语能力、计划能力以及应变能力降低等,也会严重影响记忆功能和情绪,并因而导致免疫机能降低、原有疾病加重、衰老加速,影响整个身心健康。失眠者常伴有焦虑、抑郁症状,失眠、焦虑、抑郁常同时出现,相互影响,失眠越重抑郁焦虑也越重。有证据表明,白天嗜睡是交通事故及其他工伤事故的原因之一。

佛慈柏子滋心丸为治疗失眠的纯中药制剂。服用柏子滋心丸不影响正常工作及学习,不影响操作机器及驾驶车辆,不影响认知功能和精神活动,病人乐于接受。

2. 天王补心丸　国家基本药物

【剂型】浓缩丸、大蜜丸、水蜜丸

【成分】丹参、当归、党参、石菖蒲、茯苓、五味子、麦冬、天冬、地黄、玄参、桔梗、制远志、甘草、炒酸枣仁、朱砂、柏子仁。

【处方来源】[元]《世医得效方》。

【药理作用】抗心肌梗死、增强免疫功能、镇静、抗惊厥、抗心律失常等作用。

【功能主治】滋阴,养血,补心安神。用于心阴不足,心悸健忘,失眠多梦,大便干燥。

【临床应用】主要用于低血压、神经衰弱、失眠、精神病、荨麻疹、心律失常。

【用法用量】浓缩丸:口服。一次8丸,一日3次。

大蜜丸:口服。一次1丸,一日2次。

水蜜丸:一次6g,一日2次。

【包装规格】浓缩丸:200丸/瓶。

大蜜丸:9g×10 丸/盒。

水蜜丸:6g/袋。

【批准文号】浓缩丸:国药准字 Z62020800

大蜜丸:国药准字 Z62021166

水蜜丸:国药准字 Z62020783

【执行标准】浓缩丸:《中华人民共和国药典》(2015 年版)一部。

大蜜丸:《中华人民共和国药典》(2015 年版)一部。

水蜜丸:《中华人民共和国药典》(2015 年版)一部。

【药品分类】处方药。

【医保】国家甲类。

3. 安神补心丸

【剂型】浓缩丸

【成分】丹参、五味子(蒸)、石菖蒲、安神膏[合欢皮、菟丝子、墨旱莲、首乌藤、地黄、珍珠母、女贞子(蒸)]。

【处方来源】研制方。

【药理作用】主要有镇静、催眠、改善智力等作用。

【功能主治】养心安神。用于心血不足、虚火内扰所致的心悸失眠、头晕耳鸣。

【临床应用】主要用于神经衰弱、神经官能症、精神病、中风等。

【用法用量】口服。一次 15 丸,一日 3 次。

【注意】孕妇慎用。

【包装规格】300 丸/瓶。

【批准文号】国药准字 Z62020639

【执行标准】《中华人民共和国药典》(2015 年版)一部。

【药品分类】OTC 甲类。

【医保】国家乙类。

4. 归脾丸　国家基本药物

【剂型】浓缩丸、大蜜丸

【成分】党参、白术(炒)、黄芪(蜜炙)、甘草(蜜炙)、茯苓、制远志、酸枣仁(炒)、龙眼肉、当归、木香、大枣(去核)。

【处方来源】[宋]《济生方》。此后薛立斋《校注妇人良方》中增加了当归、远志二味药。现行通用配方是以薛氏为依据。

【药理作用】本方及单味药分别具有抗休克、激活胆碱能神经功能低下、改善学习和记忆能力、增强免疫、调节中枢神经功能、强壮、增进造血功能等作用。

【功能主治】益气健脾,养血安神。用于心脾两虚,气短心悸,失眠多梦,头昏头晕,肢倦乏力,食欲不振,崩漏便血。

【临床应用】用于神经衰弱、脑外伤综合征、贫血及再生障碍性贫血、血小板减少性紫癜、功能性子宫出血及崩漏、更年期综合征、冠心病、心律失常、高血压、甲状腺功能亢进、胃溃疡等。

【用法用量】浓缩丸:口服。一次 8~10 丸,一日 3 次。

大蜜丸:用温水或生姜汤送服。一次 1 丸,一日 3 次。

【包装规格】浓缩丸:200 丸/瓶。

大蜜丸:9g×10 丸/盒。

【批准文号】浓缩丸:国药准字 Z62020822

大蜜丸:国药准字 Z62021073

【执行标准】浓缩丸:《中华人民共和国药典》(2015 年版)一部。

大蜜丸:《中华人民共和国药典》(2015 年版)一部。

【药品分类】OTC 乙类。

【医保】国家甲类。

5. **柏子养心丸**　国家基本药物

【剂型】大蜜丸、小蜜丸

【成分】柏子仁、党参、炙黄芪、川芎、当归、茯苓、制远志、酸枣仁、肉桂、醋五味子、半夏曲、炙甘草、朱砂。

【处方来源】[明]《证治准绳》养心汤加减。

【药理作用】主要有镇静、催眠、抗惊厥等作用。

【功能主治】补气,养血,安神。用于心气虚寒,心悸易惊,失眠多梦,健忘。

【临床应用】用于心脏病、神经衰弱等,属于心气不足,心血亏虚而致心悸失眠。忌用辛辣刺激性食物。

【用法用量】大蜜丸:口服。一次 1 丸,一日 2 次。

小蜜丸:口服。一次 9g,一日 2 次。

【包装规格】大蜜丸:9g×10 丸/盒。

小蜜丸:9g/袋。

【批准文号】大蜜丸:国药准字 Z62021031

小蜜丸:国药准字 Z62021041

【执行标准】《中华人民共和国药典》(2015 年版)一部。

【药品分类】处方药。

【医保】国家甲类。

6. 朱砂安神丸

【剂型】大蜜丸、水蜜丸

【成分】朱砂、黄连、地黄、当归、甘草。

【处方来源】[明]《寿世保元》。

【药理作用】主要有镇静、催眠、抗心律失常、抗惊厥、解热、镇痛等作用。

【功能主治】清心养血,镇惊安神。用于胸中烦热,心悸不宁,失眠多梦。

【临床应用】用于室性心律失常、心脏早搏、心肌炎、神经衰弱、失眠、精神分裂症及癫痫等症。心气不足,心神不安者勿用;忌食辛辣油腻及有刺激性食物、烟酒;因消化不良、胃脘嘈杂而怔忡不安,不眠等忌服;孕妇忌服;与碘溴化物不宜并用;不宜多服久服,儿童尤不宜久服。

【用法用量】大蜜丸:口服。一次 1 丸,一日 1~2 次。

水蜜丸:口服。一次 6g,一日 1~2 次。

【包装规格】大蜜丸:9g×10 丸/盒。

水蜜丸:6g/袋。

【批准文号】大蜜丸:国药准字 Z62021099

水蜜丸:国药准字 Z62020767

【执行标准】《中华人民共和国卫生部药品标准中药成方制剂》第十册 WS3-B-1926-95。

【药品分类】处方药。

【医保】国家乙类。

7. 人参归脾丸

【剂型】大蜜丸

【成分】人参、白术(麸炒)、茯苓、甘草(蜜炙)、黄芪(蜜炙)、当归、木香、远志(去心甘草炙)、龙眼肉、酸枣仁(炒)。

【处方来源】[宋]《济生方》。此后薛立斋《校注妇人良方》中增加了当归、远志二味药。现行通用配方以薛氏为依据。

【药理作用】本方及单味药分别具有抗休克、激活胆碱能神经功能低下、改善学习和记忆能力、增强免疫、调节中枢神经功能、强壮、增进造血功能等。

【功能主治】益气补血,健脾养心。用于气血不足,心悸,失眠,食少乏力,面色萎黄,月经量少,色淡。

【临床应用】用于神经衰弱、脑外伤综合征、椎管内麻醉后并发头晕头痛、贫血及再生障碍性贫血、血小板减少性紫癜、功能性子宫出血及崩漏、更年期综合征、冠心病、心律失常、高血压、甲状腺功能亢进、胃溃疡等。忌生冷食物;忌过度思虑及过劳;热邪内伏、阴虚脉数者忌用。

【用法用量】口服。一次 1 丸,一日 2 次。

【禁忌】身体壮实不虚者忌服。

【包装规格】9g×10 丸/盒。

【批准文号】国药准字 Z62021160

【执行标准】《中华人民共和国卫生部药品标准中药成方制剂》第

用药指南 YONGYAO ZHINAN

四册 WS3-B-0676-91。

【药品分类】OTC 乙类。

【医保】国家乙类。

8. 益气安神片

【剂型】片剂

【成分】五味子、黄芪、首乌藤、党参、淀粉、硬脂酸镁。

【药理作用】本方中黄芪是补气主药,功能为补气升阳,益气固表,托毒生肌,利水退肿;党参有补中益气,生津养血的功能,能增强机体抵抗能力;五味子能增强机体免疫功能,主要用于神经衰弱、低血压的治疗;首乌藤功用为养心安神、祛风通络,用于失眠多梦,血虚身痛,有催眠作用,临床用于神经衰弱、失眠多梦的治疗。四种药物的有机结合,理顺了心、肝、肾机体功能,益气、养血、安神,从而达到从根本上治疗失眠的目的。

【功能主治】益气、养血、安神。用于气血不足所致失眠健忘,倦怠乏力。

【用法用量】口服,一次 3 片,一日 3 次。

【禁忌】外感发热者禁服。

【包装规格】100 片/瓶。

【批准文号】国药准字 Z20025492

【执行标准】国家食品药品监督管理局国家药品标准(试行)WS-10371(ZD-0371)-2002。

【药品分类】OTC 乙类。

【医保】非医保。

9. 五味子颗粒/五味子糖浆

【剂型】颗粒剂、糖浆剂

【成分】颗粒剂:本品为五味子制成的颗粒剂。

糖浆剂:本品为五味子制成的糖浆剂。

【处方来源】经验方。

【药理作用】主要有降压、镇静等作用。

【功能主治】益气生津,补肾宁心。用于心肾不足所致的失眠、多梦、头晕;神经衰弱症见上述证候者。

【临床应用】用于心气不足引起的心悸、不寐、头晕。糖尿病患者慎用;本品宜餐后服用。

【用法用量】颗粒剂:开水冲服,一次 10g,一日 3 次。

糖浆剂:口服。一次 5~10ml,一日 3 次。

【注意】1.糖尿病患者慎用。2.本品宜餐后服。

【包装规格】颗粒剂:10g×10 袋/盒。

糖浆剂:100ml/瓶。

【批准文号】颗粒剂:国药准字 Z62020806

糖浆剂:国药准字 Z62020807

【执行标准】颗粒剂:《中华人民共和国药典》(2015 年版)一部。

糖浆剂:《中华人民共和国药典》(2015 年版)一部。

【药品分类】OTC 乙类。

【医保】非医保。

第四节 消化不良用药

1. **保和丸** 国家基本药物

【剂型】浓缩丸、大蜜丸、水丸

【成分】山楂(焦)、半夏(制)、六神曲(炒)、茯苓、莱菔子(炒)、陈皮、连翘、麦芽(炒)。

【处方来源】[元]《丹溪心法》。

【药理作用】主要具有助消化、调节胃肠功能、保肝、利胆、镇吐、抗溃疡及抑菌等作用。

【功能主治】消食,导滞,和胃。用于食积停滞,脘腹胀满,嗳腐吞酸,不欲饮食。

【临床应用】用于消化不良、胆道系统感染、幽门不全梗阻等。

【用法用量】浓缩丸:口服。一次 8 丸,一日 3 次。

大蜜丸:口服。一次 1~2 丸,一日 2 次;小儿酌减。

水丸:口服。一次 6~9g,一日 2 次;小儿酌减。

【禁忌】孕妇忌服。

【包装规格】浓缩丸:200 丸/瓶。

大蜜丸:9g×10 丸/盒。

水丸:9g/袋。

【批准文号】浓缩丸:国药准字 Z62020648

大蜜丸:国药准字 Z62021034

水丸:国药准字 Z62021045

【执行标准】浓缩丸:《中华人民共和国卫生部药品标准中药成方制剂》第七册 WS3-B-1394-93。

大蜜丸:《中华人民共和国药典》(2015 年版)一部。

水丸:《中华人民共和国药典》(2015 年版)一部。

【药品分类】OTC 甲类。

【医保】国家甲类。

【特别提醒】舌苔厚、大便干、肚子胀、食欲不振,经常嗓子红肿发炎或是感冒发烧,这种表现的孩子属于食积内热体质,家长可在家中常备中成药保和丸。适量服用消积导滞药,可以通过促进消化提高免疫力,防止内热的发生。保和丸中除了消食化积的山楂、神曲、麦芽,还有清热的连翘,通便治腹胀的莱菔子。中医认为,"胃以通为和",大便通畅了,消化道疏通了,人就太平了。保和丸因以消积和胃见长,故而得名。

(本文来源:人民网——《健康时报》)

2. 健脾丸

【剂型】浓缩丸、大蜜丸

【成分】党参、枳实(炒)、陈皮、麦芽(炒)、白术(炒)、山楂(炒)。

【处方来源】[明]《证治准绳·类方》健脾丸加减。

【药理作用】主要有抗菌、抗胃溃疡、促进消化液分泌等作用。

【功能主治】健脾开胃。用于脾胃虚弱,脘腹胀满,食少便溏。

【临床应用】用于慢性胃炎、胃下垂等。

【用法用量】浓缩丸:口服。一次 8 丸,一日 3 次。

　　　　　　大蜜丸:口服。一次 1 丸,一日 2 次;小儿酌减。

【包装规格】浓缩丸:200 丸/瓶。

　　　　　　大蜜丸:9g×10 丸/盒。

【批准文号】浓缩丸:国药准字 Z62020826

　　　　　　大蜜丸:国药准字 Z62021128

【执行标准】浓缩丸:《中华人民共和国卫生部药品标准中药成方制剂》第七册 WS3-B-1410-93。

　　　　　　大蜜丸:《中华人民共和国药典》(2015 年版)一部。

【药品分类】OTC 甲类。

【医保】国家乙类。

【特别提醒】健脾丸为著名的消食导滞药,因其具有健脾消食之功而得名,为保和丸的姊妹方。常用于慢性胃炎,胃神经官能症,胃、十二指肠溃疡,慢性肠炎,胃下垂等。临床观察发现,健脾丸对肿瘤患者化疗后遗留消化系统症状有良好的治疗作用, 对患者化疗后体力的恢复也有明显的帮助。

(本文来源:医学教育网)

3. **香砂六君丸**　　国家基本药物

【剂型】浓缩丸、水丸

【成分】木香、砂仁、党参、白术(炒)、茯苓、甘草(蜜炙)、陈皮、半夏(制)、生姜、大枣。

【处方来源】[清]《医宗金鉴》。

【药理作用】本方具有改善消化系统功能、增加机体免疫力、调节内分泌及环核苷酸代谢等作用。

用药指南　YONGYAO ZHINAN

【功能主治】益气健脾，和胃。用于脾虚气滞，消化不良，嗳气食少，脘腹胀满，大便溏泄。

【临床应用】用于胃炎及胃、十二指肠溃疡，妊娠恶阻，消化不良，小儿腹泻等疾病。

【用法用量】浓缩丸：口服。一次 12 丸，一日 3 次。

水丸：口服。一次 6~9g，一日 2~3 次。

【禁忌】孕妇忌服。

【包装规格】浓缩丸：200 丸/瓶。

水丸：6g/袋。

【批准文号】浓缩丸：国药准字 Z62020809

水丸：国药准字 Z62021173

【执行标准】浓缩丸：《中华人民共和国卫生部药品标准中药成方制剂》第七册 WS3-B-1385-93。

水丸：《中华人民共和国药典》(2015 年版)一部。

【药品分类】OTC 甲类。

【医保】国家甲类。

4. 资生丸

【剂型】浓缩丸

【成分】党参(炒)、茯苓、甘草(制)、山药、白术(炒)、白扁豆(炒)、芡实、莲子、山楂(炭)、六神曲、麦芽(焦)、薏苡仁、陈皮、黄连、泽泻、豆蔻、广藿香、桔梗。辅料为炼蜜。

【处方来源】[清]《兰台轨范》。

【药理作用】主要有调整消化液分泌功能、促进胃排空和肠蠕动等作用。

【功能主治】健脾开胃，消食止泻。用于脾虚不适，胃虚不纳，神倦力乏，腹满泄泻。

【临床应用】用于消化不良、厌食、偏食、营养不良、慢性胃炎、慢性胆囊炎、慢性腹泻等。

【用法用量】口服。一次 10 丸，一日 3 次。

【禁忌】孕妇禁用。

【包装规格】200 丸/瓶。

【批准文号】国药准字 Z62020889

【执行标准】《中华人民共和国卫生部药品标准中药成方制剂》第十一册 WS3-B-2217-96。

【药品分类】OTC 甲类。

【医保】非医保。

5. 启脾丸

【剂型】大蜜丸

【成分】人参、炒白术、茯苓、甘草、陈皮、山药、莲子(炒)、炒山楂、六神曲(炒)、炒麦芽、泽泻。

【处方来源】〔明〕《古今医鉴》。

【药理作用】主要有促进消化、调节胃肠功能、抗溃疡、抑菌等作用。

【功能主治】健脾和胃。用于脾胃虚弱，消化不良，腹胀便溏。

【临床应用】用于慢性胃肠炎、消化不良、贫血等。忌食生冷、油腻、不易消化的食物。

【用法用量】口服。一次 1 丸，一日 2~3 次；三岁以内小儿酌减。

【禁忌】孕妇禁用。

【包装规格】3g×10 丸/盒。

【批准文号】国药准字 Z62021158

【执行标准】《中华人民共和国药典》(2015 年版)一部。

【药品分类】OTC 甲类。

【医保】国家乙类。

6. 人参健脾丸

【剂型】大蜜丸、水蜜丸

【成分】人参、白术(麸炒)、茯苓、山药、陈皮、木香、砂仁、炙黄芪、当归、酸枣仁(炒)、远志(制)。

【处方来源】[明]《证治准绳》健脾丸加减。

【药理作用】主要有影响内分泌、调节机体代谢、增强免疫、松弛平滑肌、抗胃溃疡、抗菌等作用。

【功能主治】健脾益气,和胃止泻。用于脾胃虚弱所致的饮食不化、脘闷嘈杂,恶心呕吐、腹痛便溏,不思饮食,体弱倦怠。

【临床应用】用于食欲不振、腹泻、营养不良等。忌油腻生冷,孕妇慎用。

【用法用量】大蜜丸:口服。一次 2 丸,一日 2 次。

水蜜丸:口服。一次 8g,一日 2 次。

【包装规格】大蜜丸:6g×10 丸/盒。

水蜜丸:4g/袋。

【批准文号】大蜜丸:国药准字 Z62021161

水蜜丸:国药准字 Z20033126

【执行标准】《中华人民共和国药典》(2015 年版)一部。

【药品分类】OTC 乙类。

【医保】国家乙类。

7. 槟榔四消丸

【剂型】大蜜丸

【成分】槟榔、酒大黄、炒牵牛子、猪牙皂(炒)、醋香附、五灵脂(醋炙)。

【处方来源】[明]《寿世保元》。

【药理作用】主要有增加肠管蠕动、解痉、抗菌、抗炎作用。

【功能主治】消食导滞,行气泻水。用于食积痰饮,消化不良,脘腹胀满,嗳气吞酸,大便秘结。

【临床应用】用于消化道结石、肠梗阻、胃炎等。孕妇禁用;年老体弱者慎用;虚胀及津亏大便燥结者不宜使用。

【用法用量】口服。一次 1 丸,一日 2 次。

【禁忌】孕妇禁用。

【包装规格】9g×10 丸/盒。

【批准文号】国药准字 Z62021036

【执行标准】《中华人民共和国药典》(2015 年版)一部。

【药品分类】OTC 甲类。

【医保】国家乙类。

8. 木香顺气丸

【剂型】水丸

【成分】木香、砂仁、醋香附、槟榔、甘草、陈皮、厚朴、枳壳(炒)、苍术(炒)、青皮(炒)、生姜。

【处方来源】[明]《证治准绳·类方》第四册引《医学统旨》,[明]《景岳全书》卷五十四引《医学统旨》。

【药理作用】主要有调节胃肠运动、调节胃液分泌、抑菌、护肝等作用。

【功能主治】行气化湿,健脾和胃。用于湿浊中阻,脾胃不和所致的胸膈痞闷,脘腹胀痛,呕吐恶心,嗳气纳呆。

【临床应用】用于消化不良、慢性肝炎及早期肝硬化、胃肠功能紊乱等症。本品破气泻下力强,年老体弱、大便溏薄、胃阴亏虚者忌用;孕妇忌用;忌生冷油腻、辛辣等食物。

【用法用量】口服。一次 6~9g,一日 2~3 次。

【禁忌】孕妇禁用。

【包装规格】6g/袋。

【批准文号】国药准字 Z62021150

【执行标准】《中华人民共和国药典》(2015 年版)一部。

【药品分类】OTC 甲类。

【医保】国家乙类。

9. 越鞠丸

【剂型】水丸

【成分】醋香附、川芎、炒栀子、苍术(炒)、六神曲(炒)。

【处方来源】[元]《丹溪心法》。

【药理作用】方中川芎可抑制血小板聚集、改善微循环,川芎、栀子有镇静作用,香附有镇痛作用。

【功能主治】理气解郁,宽中除满。用于胸脘痞闷,腹中胀满,饮食停滞,嗳气吞酸。

【临床应用】用于溃疡病、传染性肝炎、偏头痛、癫痫等。虚证郁滞者不宜单独使用本品。

【用法用量】口服。一次 6~9g,一日 2 次。

【包装规格】6g/袋。

【批准文号】国药准字 Z62020762

【执行标准】《中华人民共和国药典》(2015 年版)一部。

【药品分类】OTC 乙类。

【医保】国家乙类。

10. 四君子丸

【剂型】水丸

【成分】党参、炒白术、茯苓、炙甘草。

【处方来源】[宋]《太平惠民和剂局方》。

【药理作用】主要有调节胃肠运动、抗胃溃疡、提高免疫功能、抗肿瘤、抗突变、促进组织代谢、增强垂体—肾上腺皮质系统功能、升高血压、抗血小板凝集、抗变效应、促进造血、改善循环等作用。

【功能主治】益气健脾。用于脾胃气虚,胃纳不佳,食少便溏。

【临床应用】用于消化性溃疡病、慢性结肠炎、慢性肝炎、慢性低热、冠心病、贫血等病属脾气虚弱者。阴虚血热者慎用。

【用法用量】口服。一次 3~6g,一日 3 次。

【包装规格】6g/袋。

【批准文号】国药准字 Z62020849

【执行标准】《中华人民共和国药典》(2015 年版)一部。

【药品分类】OTC 甲类。

【医保】国家乙类。

11. 大山楂丸/大山楂颗粒

【剂型】大蜜丸、颗粒剂

【成分】大蜜丸:山楂、六神曲(麸炒)、炒麦芽。

　　　　颗粒剂:山楂、六神曲(焦)、麦芽(炒)。

【处方来源】[元]《丹溪心法》。

【药理作用】主要有增强胃蛋白酶活性、增强胰蛋白酶活性及促进胃肠蠕动的作用。

【功能主治】开胃消食。用于食积内停所致的食欲不振、消化不良、脘腹胀闷。

【临床应用】用于消化不良、食欲不振,尤其是小儿食滞症及厌食症等。孕妇忌用;忌食生冷及刺激食物。

【用法用量】大蜜丸:口服。一次 1~2 丸,一日 3 次,小儿酌减。

　　　　　　颗粒剂:开水冲服。一次 15g,一日 1~3 次;小儿酌减。

【包装规格】大蜜丸:9 克×10 丸/袋。

　　　　　　颗粒剂:15g×10 袋/盒。

【批准文号】大蜜丸:国药准字 Z62020654

　　　　　　颗粒剂:国药准字 Z62020653

【执行标准】大蜜丸:《中华人民共和国药典》(2015 年版)一部。

　　　　　　颗粒剂:《中华人民共和国卫生部药品标准中药成方制剂》第五册 WS3-B-0881-91。

【药品分类】OTC 乙类。

【医保】非医保。

第五节　胃痛用药

1. 沉香化气丸

【剂型】浓缩丸

【成分】沉香、木香、广藿香、香附(醋制)、砂仁、陈皮、莪术(醋制)、六神曲(炒)、麦芽(炒)、甘草,辅料为蜂蜜。

【处方来源】研制方。

【药理作用】主要有增强胃肠运动功能、增加胃液分泌、镇痛等作用。

【功能主治】理气疏肝,消积和胃。用于肝胃气滞,脘腹胀痛,胸膈痞满,不思饮食,嗳气泛酸。

【临床应用】用于急慢性胃炎,胃、十二指肠溃疡,胃神经官能症,慢性肝炎,慢性胆囊炎,神经性呕吐,消化不良等。

【用法用量】口服。一次 3~6 克,一日 2 次。

【禁忌】孕妇、糖尿病患者禁用。

【包装规格】200 丸/瓶。

【批准文号】国药准字 Z20026837

【执行标准】《中华人民共和国药典》(2015 年版)一部

【药品分类】OTC 甲类。

【医保】非医保。

2. 香砂养胃丸　国家基本药物

【剂型】浓缩丸、水丸

【成分】木香、砂仁、白术、陈皮、茯苓、半夏(制)、醋香附、枳实(炒)、豆蔻(去壳)、姜厚朴、广藿香、甘草、生姜、大枣。

【处方来源】[清]《杂病源流犀烛》。

【药理作用】主要具有调整消化液分泌、调整胃肠功能、抗溃疡、抑菌、利胆等作用。

【功能主治】温中和胃。用于不思饮食,呕吐酸水,胃脘满闷,四肢倦怠。

【临床应用】可用于治疗消化不良、慢性浅表性胃炎等。

【用法用量】浓缩丸:口服。一次 8 丸,一日 3 次。

水丸:口服。一次 9g,一日 2 次。

【包装规格】浓缩丸:200 丸/瓶。

水丸:6g/袋。

【批准文号】浓缩丸:国药准字 Z62020810

水丸:国药准字 Z62021174

【执行标准】浓缩丸:《国家食品药品监督管理局国家药品标准(修订)颁布件》WS3-B-2196-96-2011。

水丸:《中华人民共和国药典》(2015 年版)一部。

【药品分类】OTC 甲类。

【医保】国家甲类。

【特别提醒】近年来,临床观察发现香砂养胃丸有许多新功用:(1)呼吸道感染。在常规抗炎和抗病毒治疗的基础上加用香砂养胃丸口服,可提高疗效,促进机体恢复。(2)老年性肠功能紊乱及胃神经官能症。(3)胃、十二指肠溃疡。(4)胃大部分切除后的胃痛、呕吐、纳呆等。

3. 舒肝丸

【剂型】浓缩丸、大蜜丸

【成分】川楝子、延胡索(醋制)、片姜黄、白芍(酒炒)、沉香、枳壳(炒)、木香、砂仁、陈皮、豆蔻仁、茯苓、厚朴(姜制)、朱砂。

【处方来源】研制方。

【药理作用】主要有抑制胃液分泌、缓解胃肠道平滑肌痉挛、抗溃疡、利胆、镇痛等作用。

【功能主治】舒肝和胃,理气止痛。用于肝郁气滞,胸胁胀满,胃脘疼痛,嘈杂呕吐,嗳气泛酸。

【临床应用】用于急慢性胃炎、溃疡病、胃神经官能症、肋间神经痛、胆囊炎、胆石症、肝炎等。

【用法用量】浓缩丸：口服。一次 6 丸，一日 2~3 次。

大蜜丸：口服。一次 1 丸，一日 2~3 次。

【注意事项】孕妇慎用。

【包装规格】浓缩丸：200 丸/瓶。

大蜜丸：6g×10 丸/盒。

【批准文号】浓缩丸：国药准字 Z62020797

大蜜丸：国药准字 Z62021116

【执行标准】浓缩丸：《中华人民共和国卫生部药品标准中药成方制剂》第八册 WS3-B-1649-93。

大蜜丸：《中华人民共和国药典》(2015 年版)一部。

【药品分类】处方药。

【医保】国家乙类。

4. 附子理中丸　国家基本药物

【剂型】浓缩丸、大蜜丸

【成分】附子(制)、党参、白术(炒)、干姜、甘草。

【处方来源】[宋]《阎氏小儿方论》。

【药理作用】主要有镇痛、调节肠道运动、增强体力和抗寒能力、提高免疫功能等作用。

【功能主治】温中健脾。用于脾胃虚寒,脘腹冷痛,呕吐泄泻,手足不温。

【临床应用】用于治疗胃、十二指肠溃疡,脾胃虚寒证、胃神经官能症,呕吐、腹泻、肠炎、结肠炎、肠痛等。

【用法用量】浓缩丸：口服。一次 8~12 丸,一日 3 次。

大蜜丸：口服。一次 1 丸,一日 2~3 次。

【包装规格】浓缩丸：200 丸/瓶。

大蜜丸：9g×10 丸/盒。

【批准文号】浓缩丸:国药准字 Z62020815

大蜜丸:国药准字 Z62021192

【执行标准】浓缩丸:《中华人民共和国卫生部药品标准中药成方制剂》第七册 WS3-B-1350-93。

大蜜丸:《中华人民共和国药典》(2015 年版)一部。

【药品分类】OTC 甲类。

【医保】国家甲类。

5. 木香分气丸

【剂型】水丸

【成分】木香、砂仁、丁香、檀香、醋香附、广藿香、陈皮、姜厚朴、枳实、豆蔻、醋莪术、炒山楂、白术(麸炒)、甘松、槟榔、甘草。

【处方来源】[宋]《太平惠民和剂局方》。

【药理作用】主要有增强胃肠运动功能、止呕、止痛等作用。

【功能主治】宽胸消胀,理气止呕。用于肝郁气滞,脾胃不和所致的胸膈痞闷、两胁胀满、胃脘疼痛、倒饱嘈杂、恶心呕吐、嗳气吞酸。

【临床应用】用于胃脘痛、吞酸、痞满等症。饮食宜清淡,忌酒及辛辣、生冷、油腻食物;不宜在服药期间同时服用滋补性中药;有高血压、心脏病、肝病、糖尿病、肾病等慢性病严重者应在医师指导下服用;孕妇慎用;儿童、哺乳期妇女、年老体弱者应在医师指导下服用。

【用法用量】口服。一次 6g,一日 2 次。

【包装规格】6g/袋。

【批准文号】国药准字 Z62021149

【执行标准】《中华人民共和国药典》(2015 年版)一部。

【药品分类】OTC 甲类。

【医保】非医保。

6. 木香理气丸

【剂型】大蜜丸

【成分】木香、香附(醋制)、乌药、青皮(醋制)、陈皮、枳实、枳壳、厚朴(姜汁制)、三棱(醋制)、莪术(醋制)、山楂、槟榔、吴茱萸(制)、肉桂、甘松、桔梗、黄芩、大黄、牵牛子(炒);辅料为蜂蜜。

【处方来源】经验方。

【药理作用】主要有增强胃肠运动功能、促进消化、止呕、止痛等作用。

【功能主治】行气宽中,化滞通便。用于气郁不舒,停食停水,胸胁痞闷,脘腹胀满,恶心呕吐,倒饱嘈杂,大便秘结。

【临床应用】用于治疗食积、腹胀、气郁等症。孕妇忌服;本品不宜久服,体弱者慎用。

【用法用量】口服。一次 1 丸,一日 2 次。

【包装规格】9g×10 丸/盒。

【批准文号】国药准字 Z20025573

【执行标准】《国家食品药品监督管理局国家药品标准颁布件》WS3-10408(ZD-0408)-2002-2011Z。

【药品分类】处方药。

【医保】非医保。

7. 调胃丹

【剂型】水丸

【成分】木香、砂仁、甘草、槟榔、枳实(麸炒)、厚朴(姜制)、香附(醋制)、豆蔻、五灵脂(醋制)、高良姜、丁香、肉桂;辅料为朱砂、桃胶。

【处方来源】经验方。

【药理作用】主要有镇痛、调节肠道运动等作用。

【功能主治】健胃宽中,舒肝顺气。用于胃酸胃寒,胸中胀满,倒饱嘈杂,胃口疼痛。

【临床应用】用于慢性胃炎、脾胃虚寒证、胃神经官能症、呕吐、肠炎等。

【用法用量】口服。一次 3g,一日 2 次。

【包装规格】3g×6 袋/盒。

【批准文号】国药准字 Z62020782

【执行标准】《中华人民共和国卫生部药品标准中药成方制剂》第二册 WS3-B-0395-90。

【药品分类】OTC 甲类。

【医保】非医保。

8. 舒肝健胃丸

【剂型】水丸

【成分】厚朴(姜制)、香附(醋制)、白芍(麸炒)、柴胡(醋制)、青皮(醋炒)、香橼、陈皮、檀香、豆蔻、枳壳、鸡内金(炒)、槟榔、延胡索(醋炒)、五灵脂(醋制)、牵牛子(炒)。

【处方来源】经验方。

【药理作用】主要有镇痛、促进胃排空、抑制胃酸分泌、加快肠道运动等作用。

【功能主治】疏肝开郁,导滞和中。用于肝胃不和引起的胃脘胀痛,胸胁满闷,呕吐吞酸,腹胀便秘。

【临床应用】适用于肝胃不和、宿食停积等疾患,临床用于慢性胃炎、胆囊炎等症。忌气恼及辛辣食物,孕妇忌服。

【用法用量】口服。一次 3~6g,一日 3 次。

【包装规格】6g/袋。

【批准文号】国药准字 Z62020848

【执行标准】《中华人民共和国卫生部药品标准中药成方制剂》第五册 WS3-B-1044-91。

【药品分类】OTC 甲类。

【医保】国家乙类。

9. 开胸顺气丸

【剂型】水丸

【成分】槟榔、炒牵牛子、陈皮、木香、姜厚朴、醋三棱、醋莪术、猪牙皂。

【处方来源】[明]《寿世保元》利气丸加减。

【药理作用】主要有助消化、调节胃肠功能和抑菌作用。

【功能主治】消积化滞,行气止痛。用于气郁食滞所致的胸胁胀满、胃脘疼痛、嗳气呕恶、食少纳呆。

【临床应用】用于消化不良、急性胃肠炎、细菌性痢疾等。本品适用于食积停滞,消化不良者,脾胃虚弱或年老体弱者慎用;孕妇禁用。

【用法用量】口服。一次 3~9g,一日 1~2 次。

【包装规格】9g/袋。

【批准文号】国药准字 Z62020777

【执行标准】《中华人民共和国药典》(2015 年版)一部。

【药品分类】处方药。

【医保】国家乙类。

10. 宽胸舒气化滞丸

【剂型】大蜜丸

【成分】沉香、木香、青皮(醋炙)、陈皮、牵牛子(炒)。

【处方来源】经验方。

【药理作用】主要有增强胃肠运动功能、止痛、通便等作用。

【功能主治】舒气宽中,消积化滞。用于肝胃不和,气郁结滞引起的两胁胀满,呃逆积滞,胃脘刺痛,积聚痞块,大便秘结。

【临床应用】大凡肝胃不和而致胁痛、胃脘痛、呃逆、积聚等病症均可运用。孕妇忌服。

【用法用量】口服。一次 1~2 丸,一日 2 次。

【包装规格】6g×10 丸/盒。

【批准文号】国药准字 Z62020778

【执行标准】《中华人民共和国卫生部药品标准中药成方制剂》第三册 WS3-B-0613-91。

【药品分类】处方药。

【医保】非医保。

11. 竹叶椒片

【剂型】片剂

【成分】竹叶椒。

【处方来源】研制方。

【药理作用】主要有抗菌、增强免疫功能的作用。

【功能主治】清热解毒,活血止痛。用于瘀滞型的胃脘痛、腹痛、痛有定处、痛处拒按、脉弦紧或涩细等症。见于早期急性单纯性阑尾炎所致的右下腹有固定而明显的压痛或反跳痛等症。

【临床应用】主要用于胃脘痛、腹痛及早期急性单纯性阑尾炎的治疗。

【用法用量】口服。首次 4 片,以后一次 2 片,一日 4 次。饭前温开水送服或遵医嘱。

【包装规格】12 片×3 板/盒。

【批准文号】国药准字 Z10890011

【执行标准】《新药转正标准》第二十二册 WS3-04(Z-07)-99(Z)。

【药品分类】处方药。

【医保】乙类医保。

【特别提醒】竹叶椒片属佛慈独家产品,正在进行增加治疗"妇科炎症"的新功效临床研究。

12. 安胃片

【剂型】片剂

【成分】醋延胡索、枯矾、海螵蛸(去壳)。

【功能主治】行气活血,制酸止痛。用于气滞血瘀所致的胃脘刺痛,吞酸嗳气,脘闷不舒;胃及十二指肠溃疡,慢性胃炎见上述证候者。

【执行标准】《中华人民共和国药典》(2015 年版)一部。

13. 复方陇马陆胃药片

【剂型】片剂

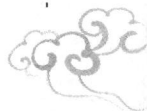

【成分】陇马陆全粉、三七、其他药材。

【处方来源】研制方。

【药理作用】主要有活血、止痛、抗菌、保护胃黏膜和促进胃溃疡愈合作用。

【功能主治】活血化瘀,解痉止痛,健脾消食,行气宽中。用于胃及十二指肠溃疡,慢性胃炎,胃脘胀痛或刺痛,嘈杂泛酸,食欲不振等。

【临床应用】临床主要用于慢性胃炎及胃、十二指肠溃疡等。

【用法用量】口服。一次 5 片,一日 3 次。

【包装规格】40 片/瓶

【批准文号】国药准字 Z62021080

【执行标准】《中华人民共和国卫生部药品标准中药成方制剂》第十五册 WS3-B-2943-98。

【药品分类】处方药。

【医保】非医保。

14. 陇马陆胃药片/陇马陆胃药胶囊

【剂型】片剂、胶囊剂

【成分】陇马陆全粉,颠茄浸膏。

【处方来源】研制方。

【药理作用】主要有抗菌、保护胃黏膜和促进胃溃疡愈合作用。

【功能主治】健胃消食,制酸止痛。主要用于治疗胃炎、胃及十二指肠溃疡见胃脘疼痛,嘈杂泛酸,食欲不振,消化不良。

【临床应用】主要用于慢性胃炎及胃、十二指肠溃疡。

【用法用量】片剂:口服。一次 4 片,一日 4 次;饭后服用或遵医嘱。

　　　　　　胶囊剂:口服。一次 4 粒,一日 4 次;饭后服用或遵医嘱。

【包装规格】片剂:12 片/板×3 板/盒。

　　　　　　胶囊剂:12 粒/板×3 板/盒。

【批准文号】片剂:国药准字 Z62021123

　　　　　　胶囊剂:国药准字 Z20026217

【执行标准】片剂:《中华人民共和国卫生部药品标准中药成方制剂》第十五册 WS3-B-2910-98。

胶囊剂:《国家食品药品监督管理局国家药品标准颁布件》WS-10833(ZD-0833)-2002-2012Z。

【药品分类】处方药。

【医保】乙类医保。

【特别提醒】陇马陆系甘肃地产药材,民间俗称掸子虫、马百虫、节节虫等。原用治疮疖肿痛,后用于治疗胃溃疡等病症,疗效良好。

15. 溃疡灵胶囊

【剂型】胶囊剂

【成分】三七、儿茶、浙贝母、海螵蛸、甘草、延胡索(醋制)、黄芪、白芨、百合。

【处方来源】研制方。

【药理作用】主要有解痉、镇痛、抗溃疡等作用。

【功能主治】益气、化瘀、止痛。用于胃及十二指肠溃疡。

【临床应用】用于胃脘痛、胃及十二指肠溃疡等。

【用法用量】口服。一次 3~5 粒,一日 3 次。

【包装规格】36 粒/盒。

【批准文号】国药准字 Z62020779

【执行标准】《中华人民共和国卫生部药品标准中药成方制剂》第五册 WS3-B-1048-91。

【药品分类】处方药。

【医保】非医保。

16. 小建中合剂

【剂型】合剂

【成分】桂枝、白芍、甘草(蜜炙)、生姜、大枣。

【处方来源】[汉]《伤寒论》。

【药理作用】主要有抗实验性胃溃疡、解痉、镇痛作用。

【功能主治】温中补虚,缓急止痛。用于脾胃虚寒,脘腹疼痛,喜温喜按,嘈杂吞酸,食少;胃及十二指肠溃疡见上述证候者。

【临床应用】用于胃及十二指肠溃疡、各种缓急疼痛、体质虚弱、低热、震颤症及眩晕、白塞氏综合征、更年期综合征、男性不育症、抑郁及胃癌、乳癌。适用于气血阴阳两虚之虚劳,但不适用于阴虚火旺之虚劳。故凡其他证型及肿瘤患者,辨证属实热或阴虚火旺之证均忌用。

【用法用量】口服。一次 20~30ml,一日 3 次,用时摇匀。

【包装规格】10ml×10 支/盒。

【批准文号】国药准字 Z62020878

【执行标准】《中华人民共和国药典》(2015 年版)一部。

【药品分类】OTC 甲类。

【医保】国家乙类。

17. 金佛酒

【剂型】酒剂

【成分】佛手、黄精、丹参、白术。

【处方来源】经验方。

【药理作用】主要有增强胃肠运动功能、止痛、活血、增强机体免疫力等作用。

【功能主治】理气解郁,宽胸活血,养血健胃。用于脘闷肋胀,食欲减退,睡眠不佳。

【临床应用】用于慢性胃炎、消化不良、气郁血虚、失眠等症。孕妇忌服,儿童禁用,胃或十二指肠溃疡病人忌服。

【用法用量】口服。一次 20~40ml,一日 1~2 次。

【包装规格】250ml/瓶。

【批准文号】国药准字 Z62020828

【执行标准】《中华人民共和国卫生部药品标准中药成方制剂》第六册 WS3-B-1157-92。

【药品分类】OTC 甲类。

【医保】非医保。

第六节　泄泻用药

1. **香连丸**　国家基本药物

【剂型】浓缩丸、水丸

【成分】黄连(吴茱萸制)、木香。

【处方来源】[宋]《和剂局方》。

【药理作用】主要有解痉、抗病原微生物及增强免疫功能等作用。

【功能主治】清热化湿,行气止痛。用于大肠湿热所致的痢疾,症见大便脓血、里急后重、发热腹痛;肠炎、细菌性痢疾见上述证候者。

【临床应用】应用于急性细菌性痢疾、消化不良性腹痛、感染性腹泻、肠胃综合征等胃肠疾病。

【用法用量】浓缩丸:口服。一次 6~12 丸,一日 2~3 次。小儿酌减。

水丸:口服。一次 3~6g,一日 2~3 次;小儿酌减。

【包装规格】浓缩丸:200 丸/瓶。

水丸:200 丸/瓶。

【批准文号】浓缩丸:国药准字 Z62020808

水丸:国药准字 Z20055277

【执行标准】浓缩丸:《中华人民共和国药典》(2015 年版)一部。

水丸:《中华人民共和国药典》(2015 年版)一部。

【药品分类】OTC 甲类。

【医保】国家甲类。

【特别提醒】细菌性痢疾是一种常见病,一年四季均可发生,但以夏、秋季发病率高。在环境卫生状况差,卫生习惯不良的情况下易于流行。我国菌痢的发病率也很高。近年来我国自然灾害频发,尤以洪涝和地震等灾害给人民生命财产安全带来的巨大损失为甚。在灾害条件下,特别容易造成水源的严重污染,饮食卫生条件恶化及居住条件较差,容易造成菌痢的传播。因此,灾害后局部暴发细菌性痢疾的可能性大大增加。由于耐药现象普遍,而且抗生素本身有不少的不良反应,严重的可以致残或致死,因而抗生素在治疗细菌性痢疾的使用中存在着很多问题。

香连丸是中医治疗泻痢应用最广泛、最著名的方剂之一,因其方药平和,副作用少,疗效显著、可靠,受到历代医家的重视。

2. 理中丸　国家基本药物

【剂型】浓缩丸

【成分】党参、白术(土炒)、甘草(蜜炙)、炮姜。

【处方来源】[汉]《伤寒论》。

【药理作用】主要有抗消化性溃疡、改善胃肠运动、提高中枢神经系统兴奋性、提高免疫功能、调整肾上腺皮质功能、促进骨髓造血机能、提高基础代谢等作用。

【功能主治】温中散寒,健胃。用于脾胃虚寒,呕吐泄泻,胸满腹痛,消化不良。

【临床应用】用于虚寒性胃脘痛、虚寒性泄泻(急慢性胃肠炎)、吐血、便血、过敏性紫癜、血崩、贫血、小儿慢惊风、黄疸、慢性肝炎、胆道蛔虫病、术后胆汁过多、肾下垂、慢性肾炎、慢性盆腔炎等。

【用法用量】口服。一次 8 丸,一日 3 次。

【包装规格】200 丸/瓶。

【批准文号】国药准字 Z62020663

【执行标准】《中华人民共和国卫生部药品标准中药成方制剂》第十一册 WS3-B-2223-96。

【药品分类】OTC 甲类。

【医保】国家甲类。

3. 参苓白术片/参苓白术散　散剂为国家基本药物

【剂型】片剂、散剂

【成分】参苓白术片:党参、茯苓、白术(炒)、山药、白扁豆(炒)、莲子(炒)、薏苡仁(炒)、砂仁、桔梗、炙甘草、陈皮。

参苓白术散:人参、茯苓、白术(炒)、山药、白扁豆(炒)、莲子、薏苡仁(炒)、砂仁、桔梗、甘草。

【处方来源】[宋]《太平惠民和剂局方》。

【药理作用】主要有调节胃肠运动、改善代谢和提高免疫等作用。

【功能主治】参苓白术片:健脾,止泻。用于脾胃虚弱,不思饮食,或吐或泻,形瘦疲乏,面色萎黄。

参苓白术散:补脾胃,益肺气。用于脾胃虚弱,食少便溏,气短咳嗽,肢倦乏力。

【临床应用】临床主要用于治疗慢性泄泻、慢性结肠炎、慢性肝炎、肝硬化、慢性肾炎、慢性鼻窦炎、缓解期肺心病、放射病、小儿缺锌症、小儿肝旺综合征等。此外,该方还用于小儿消化不良、哮喘、水肿、白带、盗汗、紫癜、脾气虚弱的不孕、阳痿、滑精、低热、阴斑等病。

【用法用量】片剂:口服。一次 6~12 片,一日 2 次,小儿酌减。

散剂:口服。一次 6~9g,一日 2~3 次。

【包装规格】片剂:60 片/瓶。

散剂:9g×10 袋/盒。

【批准文号】片剂:国药准字 Z62021100

散剂:国药准字 Z62021112

【执行标准】片剂:《中华人民共和国卫生部药品标准中药成方制剂》第二十册 WS3-B-3863-98。

散剂:《中华人民共和国药典》(2015 年版)一部。

【药品分类】OTC 乙类。

【医保】片剂:非医保。

散剂:医保甲类。

第七节　实火、便秘用药

1. 润肠丸

【剂型】浓缩丸

【成分】桃仁、羌活、大黄、当归、火麻仁。

【处方来源】[金]《脾胃论》。

【药理作用】主要有润滑肠壁、软化干结大便、增强肠管蠕动、抗菌、解热等作用。

【功能主治】润肠通便。用于实热津亏便秘。

【临床应用】佛慈润肠丸主要用于习惯性便秘、一时性便秘、排便困难、腹胀者;老年性便秘、产后便秘、胃肠道功能紊乱者。

【用法用量】口服。一次 4 丸,一日 3 次,宜空腹服。

【注意】孕妇、体弱及虚寒性便秘患者不宜服用。

【包装规格】200 丸/瓶。

【批准文号】国药准字 Z62020679

【执行标准】《中华人民共和国卫生部药品标准中药成方制剂》第十一册 WS3-B-2213-96。

【药品分类】OTC 甲类。

【医保】非医保。

【特别提醒】近年来,便秘已经成为现代人十分常见的一种病症,严重地影响着人们的生活质量。长期的临床研究和实践证明,便秘不但降低了患者的生活质量,而且还与结肠癌、乳腺疾病,老年性痴呆等疾病的发生密切相关。人人都知道,治疗便秘应该用泻药,而患习惯性便秘者几乎 100% 的人都依赖于泻药,殊不知滥用泻药也会造成对身体的危害。滥用泻药能使人体产生耐药性,需要不断增加剂量才能勉强排出粪便。滥用泻药还能造成胃肠功能紊乱、消化不良等不良反应,严重损害人体健康。它能使孕妇流产,导致儿童发育不足,严重时能危及生命;它能加重老年人的心脑血管疾病;还会导致痔疮的发生等。

佛慈润肠丸属润下之剂,具有润肠通便的功效,非常适合便秘患者服用。它是古今常用的润下药,且药性较为缓和,具有泻而不峻、润而不腻的特点。因润肠丸主要是通过润肠而达到通便的目的,所以不会引起腹泻。

2. 九制大黄丸

【剂型】水丸

【成分】本品为大黄制成的水丸。

【处方来源】经验方。

【药理作用】主要有润肠、通便、解热、促进大肠运动等作用。

【功能主治】通便润燥,消食化滞。用于胃肠积滞,湿热下痢,口渴不休,停食停水,胸热心烦,大便燥结,小便赤黄。

【临床应用】用于胃肠积滞所引起的食积不化、大便燥结不通、心胸烦热、小便短赤等症。服药期间忌食生冷、辛辣油腻之物;孕妇禁用;小儿及年老体弱者,应在医师指导下服用;对本品过敏者禁用,过敏体质者慎用。

【用法用量】口服。一次 6g,一日 1 次。

【注意】孕妇忌服,久病、体弱者慎用。

【包装规格】6g/袋。

【批准文号】国药准字 Z62020775

【执行标准】《中华人民共和国卫生部药品标准中药成方制剂》第二册 WS3-B-0178-90。

【药品分类】OTC 甲类。

【医保】非医保。

3. 清胃黄连丸

【剂型】水丸

【成分】黄连、石膏、桔梗、甘草、知母、玄参、地黄、牡丹皮、天花粉、连翘、栀子、黄柏、黄芩、赤芍。

【处方来源】[明]《万病回春》滋阴清胃丸加减。

【药理作用】主要有抗菌、抗炎、止痛、止血作用。

【功能主治】清胃泻火,解毒消肿。用于肺胃火盛所致的口舌生疮、齿龈、咽喉肿痛。

【临床应用】本方系清胃泻火之剂。凡属胃火亢盛之证多可选用。临床多用于治疗牙龈肿痛、痄腮、口舌生疮、口臭、齿衄、小儿牙疳等症。脾虚胃寒者忌服,忌食辛辣、荤腥发物。

【用法用量】口服。一次 9g,一日 2 次。

【注意】孕妇慎用。

【包装规格】9g/袋。

【批准文号】国药准字 Z62020838

【执行标准】《中华人民共和国药典》(2015 年版)一部。

【药品分类】OTC 甲类。

【医保】非医保。

4. 黄连上清丸　国家基本药物

【剂型】大蜜丸、水丸

【成分】黄连、栀子(姜制)、连翘、炒蔓荆子、防风、荆芥穗、白芷、黄芩、菊花、薄荷、酒大黄、黄柏(酒炒)、桔梗、川芎、石膏、旋覆花、甘草。

【处方来源】[明]《万病回春》。

【药理作用】主要有抗菌、抗炎、解热、通便、镇痛等作用。

【功能主治】散风清热,泻火止痛。用于风热上攻、肺胃热盛所致的头晕目眩、暴发火眼、牙齿疼痛、口舌生疮、咽喉肿痛、耳痛耳鸣、大便秘结、小便短赤。

【临床应用】临床用于中医辨证属风火上攻、三焦实热等症,亦用于慢性浅表性胃炎、急性咽炎等病。

【用法用量】大蜜丸:口服。一次 1~2 丸,一日 2 次。

水丸:口服。一次 3~6g,一日 2 次。

【注意】忌食辛辣食物;孕妇慎用;脾胃虚寒者禁用。

【包装规格】大蜜丸:6g×10 丸/盒。

水丸:6g/袋。

【批准文号】大蜜丸:国药准字 Z62021143

水丸:国药准字 Z20026792

【执行标准】《中华人民共和国药典》(2015 年版)一部。

【药品分类】OTC 甲类。

【医保】国家甲类。

5. 牛黄清胃丸

【剂型】大蜜丸

【成分】牛黄、大黄、菊花、麦冬、薄荷、石膏、栀子、玄参、番泻叶、黄芩、连翘、桔梗、黄柏、甘草、牵牛子(炒)、枳实(沙烫)、冰片。

【处方来源】经验方。

【药理作用】主要有清火、解毒、抗炎、通便等作用。

【功能主治】清胃泻火,润燥通便。用于心胃火盛,头晕目眩,口舌生疮,牙龈肿痛,乳蛾咽痛,便秘尿赤。

【临床应用】本方系清热泻火之剂,多用于牙龈肿痛、口疮、便结等病。

【用法用量】口服。一次 2 丸,一日 2 次。

【注意】孕妇忌服。

【包装规格】6g×10 丸/盒。

【批准文号】国药准字 Z62020858

【执行标准】《中华人民共和国卫生部药品标准中药成方制剂》第一册 WS3-B-0038-89。

【药品分类】处方药。

【医保】国家乙类。

6. 牛黄解毒丸/牛黄解毒片　国家基本药物

【剂型】大蜜丸、片剂

【成分】人工牛黄、雄黄、石膏、大黄、黄芩、桔梗、冰片、甘草。

【处方来源】[明]《证治准绳》。

【药理作用】主要有解热、抗炎、镇痛、抗菌、抗惊厥作用。

【功能主治】清热解毒。用于火热内盛,咽喉肿痛,牙龈肿痛,口舌生疮,目赤肿痛。

【临床应用】用于咽喉炎、牙龈炎、口疮、扁桃体炎、面颌炎的治疗。孕妇禁用;新生儿慎用;不宜与四环素、磷酸盐、硫酸盐类药物合用。

【用法用量】大蜜丸:口服。一次 1 丸,一日 2~3 次。

　　　　　　片剂:口服。一次 2 片,一日 2~3 次。

【包装规格】大蜜丸:3g×10 丸/盒。

　　　　　　片剂:40 片/瓶

【批准文号】大蜜丸:国药准字 Z62021153

　　　　　　片剂:国药准字 Z62020671

【执行标准】《中华人民共和国药典》(2015 年版)一部。

【药品分类】处方药。

【医保】国家甲类。

7. 牛黄上清丸　国家基本药物

【剂型】大蜜丸

【成分】人工牛黄、薄荷、菊花、荆芥穗、白芷、川芎、栀子、黄连、黄柏、黄芩、大黄、连翘、赤芍、当归、地黄、桔梗、甘草、石膏、冰片。

【处方来源】经验方。

【药理作用】主要有解毒、降压、抗菌、止血、通便等作用。

【功能主治】清热泻火,散风止痛。用于热毒内盛、风火上攻所致的头痛眩晕,目赤耳鸣,咽喉肿痛,口舌生疮,牙龈肿痛,大便燥结。

【临床应用】本方系散风止痛、泻热消肿之剂。临床用于治疗目赤、咽痛、牙痛、眩晕、耳鸣等头目疾病。忌烟酒及辛辣食物;不宜同时服用滋补性中成药;孕妇慎用。

【用法用量】口服。一次 1 丸,一日 2 次。

【包装规格】6g×10 丸/盒。

【批准文号】国药准字 Z62021154

【执行标准】《中华人民共和国药典》(2015 年版)一部。

【药品分类】OTC 甲类。

【医保】国家甲类。

8. 三黄片

【剂型】片剂

【成分】大黄、盐酸小檗碱、黄芩浸膏。

【功能主治】清热解毒,泻火通便。用于三焦热盛所致的目赤肿痛、口鼻生疮、咽喉肿痛、牙龈肿痛、心烦口渴、尿黄、便秘;亦用于急性胃肠炎,痢疾。

第八节　中风用药

1. 人参再造丸

【剂型】浓缩丸、大蜜丸

【成分】人参、酒蕲蛇、广藿香、檀香、母丁香、玄参、细辛、醋香附、地龙、熟地黄、三七、乳香(醋制)、青皮、豆蔻、防风、制何首乌、川芎、片姜黄、黄芪、甘草、黄连、茯苓、赤芍、大黄、桑寄生、葛根、麻黄、骨碎补(炒)、全蝎、豹骨(制)、炒僵蚕、附子(制)、琥珀、醋龟甲、粉萆薢、白术(麸炒)、沉香、天麻、肉桂、白芷、没药(醋制)、当归、草豆蔻、威灵仙、乌药、羌活、橘红、六神曲(麸炒)、朱砂、血竭、人工麝香、冰片、牛黄、天竺黄、胆南星、水牛角浓缩粉。

【处方来源】宋代验方。

用药指南 YONGYAO ZHINAN

【药理作用】主要有抗凝血、改善微循环、抗炎等作用。

【功能主治】益气养血，祛风化痰，活血通络。用于气虚血瘀、风痰阻络所致的中风，症见口眼歪斜、半身不遂、手足麻木、疼痛、拘挛、言语不清。

【临床应用】用于中风后遗症，手足麻木、半身不遂等。

【用法用量】浓缩丸：口服。一次 4 丸，一日 2 次。

大蜜丸：口服。一次 1 丸，一日 2 次。

【禁忌】孕妇忌服。

【包装规格】浓缩丸：200 丸/瓶。

大蜜丸：3g×10 丸/盒。

【批准文号】浓缩丸：国药准字 Z62020678

大蜜丸：国药准字 Z62021102

【执行标准】浓缩丸：《中华人民共和国卫生部药品标准中药成方制剂》第十五册 WS3–B–223–198。

大蜜丸：《中华人民共和国药典》(2015 年版)一部。

【药品分类】处方药。

【医保】国家甲类。

【特别提醒】中风泛指脑血管意外疾病，是中老年人的一种常见病、多发病，是严重危害老年人健康的疾病之一，不仅病死率高，且常易导致半身不遂、言语不利、口眼歪斜等后遗症。中风后遗症是指中风发病半年以上未能恢复的半身不遂、言语不利、口眼歪斜等症。随着医疗技术水平的提高，中风病人存活率大大提高，但中风幸存者半数以上瘫痪长期不愈或只部分恢复，有人有大、小便失禁及语言障碍，完全或部分丧失生活自理能力，本人深感痛苦，也为家庭和社会造成沉重负担，必须及时进行康复治疗，争取最大限度的恢复。

佛慈人参再造丸临床上广泛应用于中风病及中风后遗症，手足麻木、半身不遂等，具有显著疗效，可明显促进肢体、言语功能的恢复，减轻患者痛苦，增强患者自理能力，降低致残率，大大提高患者的生活质量。中老年气血不足、肝肾亏虚,且湿痰较盛者,可服此药预防中风病的发生。

2. 大活络丸

【剂型】浓缩丸、大蜜丸、水蜜丸

【成分】人参、何首乌、蕲蛇、麝香、制草乌、两头尖、天麻、防风、全蝎、乳香(制)、僵蚕(炒)、乌梢蛇、威灵仙、麻黄、绵马贯众、甘草、当归、羌活、肉桂、广藿香、乌药、黄连、熟地黄、大黄、木香、沉香、细辛、赤芍、没药(制)、丁香、天南星(制)、青皮、骨碎补(烫去毛)、豆蔻、安息香、黄芩、香附(醋制)、玄参、白术(麸炒)、龟甲(醋淬)、葛根、豹骨(油酥)、血竭、地龙、水牛角、松香、人工牛黄、冰片。

【处方来源】[清]《兰台轨范》。

【药理作用】主要有降压、扩张血管、增加脑血流量、抑制血小板聚集、兴奋骨骼肌以及抗炎作用等。

【功能主治】祛风止痛、除湿豁痰、舒筋活络。用于缺血性中风引起的偏瘫,风湿痹证(风湿性关节炎)引起的疼痛、筋脉拘急、腰腿疼痛及跌打损伤引起的行走不便和胸痹心痛证。

【临床应用】用于治疗中风偏瘫、阳痿、癫痫、荨麻疹等。其他痈疽、流注、痰厥、小儿惊痫等外科和神经系统病变,用本药施治,也可收到良效。

【用法用量】浓缩丸:口服。一次 4 丸,一日 1~2 次。

　　　　　　大蜜丸:温黄酒或温开水送服。一次 1 丸,一日 1~2 次。

　　　　　　水蜜丸:温黄酒或温开水送服。一次 10 丸,一日 1~2 次。

【禁忌】肾脏病患者、孕妇、新生儿禁用。

【注意事项】本品含有马兜铃科植物细辛,在医生指导下使用,定期复检肾功能。

【包装规格】浓缩丸:24 丸/瓶。

　　　　　　大蜜丸:3.5g×6 丸/盒。

　　　　　　水蜜丸:24 丸×3 板/盒。

【批准文号】浓缩丸:国药准字 Z20026452

大蜜丸:国药准字 Z62021187

水蜜丸:国药准字 Z20053304

【执行标准】浓缩丸:《国家食品药品监督管理局标准(试行)》WS-10999(ZD-0999)-2002。

大蜜丸:《中华人民共和国卫生部药品标准中药成方制剂》第六册 WS3-B-1082-92。

水蜜丸:《国家食品药品监督管理局标准》YBZ03012005。

【药品分类】处方药。

【医保】国家乙类。

3. 苏合香丸　国家基本药物

【剂型】大蜜丸

【成分】苏合香、安息香、冰片、水牛角浓缩粉、人工麝香、檀香、沉香、丁香、香附、木香、乳香(制)、荜茇、白术、诃子肉、朱砂。

【处方来源】[宋]《太平惠民和剂局方》。

【药理作用】主要有抗血小板凝集、保护心肌、抑制血管收缩作用。

【功能主治】芳香开窍,行气止痛。用于痰迷心窍所致的痰厥昏迷、中风偏瘫、肢体不利,以及中暑、心胃气痛。

【临床应用】用于中风寒闭、神志不清、昏迷和心腹疼痛、胆道蛔虫以及气滞血瘀症。多用于急救或止痛,久服耗散正气;忌气恼、辛辣食物;孕妇忌服;热病与脱证不宜服用。

【用法用量】口服。一次 1 丸,一日 1~2 次。

【包装规格】3g×10 丸/盒。

【批准文号】国药准字 Z62021208

【执行标准】《中华人民共和国药典》(2015 年版)一部。

【药品分类】处方药。

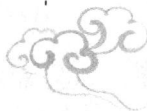

4. 安宫牛黄丸

【剂型】大蜜丸

【成分】牛黄、水牛角浓缩粉、麝香、珍珠、朱砂、雄黄、黄连、黄芩、栀子、郁金、冰片。

【处方来源】方剂来源于《温病条辨》。心为君主之官,心包犹如君主之宫城,代君受邪,本方善清内陷心包之邪热,使心主能安居其宫,又以牛黄为主药,故名。安宫牛黄丸是我国传统药物中最负盛名的急症用药,中医将其与至宝丸、紫雪丹并称为"凉开(温病)三宝",并奉为"三宝"之首。救急症于即时、挽垂危于顷刻。

【药理作用】主要有镇静、抗惊厥、镇痛、解热、抗炎、增强免疫功能、保护脑组织等作用。

【功能主治】清热解毒,镇惊开窍。用于热病,邪入心包,高热惊厥,神昏谵语;中风昏迷及脑炎、脑膜炎、中毒性脑病、脑出血、败血症见上述证候者。

【临床应用】临床用于治疗流行性脑脊髓膜炎、乙型脑炎、中毒性菌痢、尿毒症、肝昏迷、脑血管意外、中毒性肺炎、颅脑外伤、脑外伤后综合征、黄疸型肝炎、副鼻窦炎以及感染或中毒引起的高热等病症。

【用法用量】口服。一次 1 丸,一日 1 次;小儿三岁以内一次 1/4 丸,四岁至六岁一次 1/2 丸,一日 1 次;或遵医嘱。

【注意】孕妇慎用。

【包装规格】3g×1 丸/盒。

【批准文号】国药准字 Z62021038

【执行标准】《中华人民共和国药典》(2015 年版)一部。

【药品分类】处方药。

【医保】国家甲类。

第九节　冠心病、心绞痛用药

1. **复方丹参片**　国家基本药物

【剂型】片剂

【成分】丹参、三七、冰片。

【处方来源】研制方。

【药理作用】复方丹参片具有扩张冠状动脉、增加冠状动脉血流量、减慢心率、改善心肌缺氧之功效；可改善心脑血管急性症状和心电图缺血性的改变；可抑制血小板凝集、抑制血小板的释放反应、降低血黏度、降低血脂。

【功能主治】活血化瘀，理气止痛。用于气滞血瘀所致的胸痹，症见胸闷、心前区刺痛；冠心病心绞痛见上述证候者。

【临床应用】临床主要用于治疗冠心病、心绞痛及急性心肌梗死。也用于脑血栓后遗症、血栓闭塞性脉管炎、视网膜中央动脉栓塞、痛经、色素性紫癜性皮肤病等。此外，有报道使用本品治疗儿童继发性癫痫，也有一定的疗效。

【用法用量】口服。一次3片，一日3次。

【注意】孕妇慎用。

【包装规格】60片/瓶，270片/瓶。

【批准文号】国药准字 Z62020814

【执行标准】《中华人民共和国药典》(2015年版)一部。

【药品分类】处方药。

【医保】国家甲类。

2. **心可宁胶囊**

【剂型】胶囊剂

【成分】丹参、三七、冰片、水牛角浓缩粉、蟾酥、红花、人工牛黄、人参须。

【处方来源】研制方。

【药理作用】主要有抗心肌缺血、增强耐氧能力等作用。

【功能主治】活血散瘀,开窍止痛。用于冠心病,心绞痛,胸闷,心悸,眩晕。

【临床应用】用于冠心病、心绞痛等。

【用法用量】口服。一次 2 粒,一日 3 次。

【包装规格】40 粒/瓶;10 粒×2 板/盒。

【批准文号】国药准字 Z20023424

【执行标准】《国家食品药品监督管理总局国家药品标准》WS3-B-1714-94-12。

【药品分类】处方药。

【医保】国家乙类。

3. 康尔心胶囊

【剂型】胶囊剂

【成分】三七、人参、麦冬、丹参、枸杞子、何首乌、山楂。

【处方来源】研制方。

【药理作用】主要有提高机体免疫力、抗血栓形成等作用。

【功能主治】益气养阴,活血止痛。用于气阴两虚、瘀血阻络所致的胸痹,症见胸闷心痛、心悸气短、腰膝酸软、耳鸣眩晕;冠心病心绞痛见上述证候者。

【临床应用】用于治疗气滞血瘀型冠心病、心绞痛等症。

【用法用量】口服。一次 4 粒,一日 3 次。

【包装规格】12 粒×2 板/盒。

【批准文号】国药准字 Z62020777

【执行标准】《中华人民共和国药典》(2015 年版)一部。

【药品分类】处方药。

【医保】非医保。

4. 通脉颗粒

【剂型】颗粒剂

【成分】丹参、川芎、葛根。

【处方来源】研制方。

【药理作用】主要有抗血小板凝集、抗血栓形成等作用。

【功能主治】活血通脉。用于缺血性心脑血管疾病,动脉硬化,脑血栓,脑缺血,冠心病,心绞痛。

【临床应用】用于闭塞性脑血管病、冠心病、心绞痛。以本品结合西医治疗方法对具有合并症者效果也优,对合并高血压及上肢瘫痪者手功能的恢复,下肢瘫痪者肢体功能的恢复均较单纯西医治疗组为好。

【用法用量】口服。一次 10g,一日 2~3 次。

【包装规格】10g×10 袋/盒。

【批准文号】国药准字 Z62020801

【执行标准】《中华人民共和国卫生部药品标准中药成方制剂》第四册 WS3-B-0824-91。

【药品分类】处方药。

【医保】国家乙类

第十节　高脂血症用药

1. 通脉降脂丸

【剂型】浓缩丸

【成分】笔管草、川芎、荷叶、三七、花椒。

【处方来源】研制方。

【药理作用】降脂、防治动脉粥样硬化及抗血栓。

【功能主治】降浊化脂,活血通脉。用于治疗高脂血症,防治动脉粥样硬化。

【临床应用】用于治疗高脂血症,防治动脉粥样硬化。

【用法用量】口服。一次 5 丸,一日 3 次。

【包装规格】200 丸/瓶。

【批准文号】国药准字 Z20080479

【执行标准】《国家食品药品监督管理局标准》YBZ09152008。

【药品分类】处方药。

【医保】非医保。

【特别提醒】高脂血症以其广泛的并发症而令人们闻之色变,故人们称其为"百病之源""人类的头号杀手"亦毫不为过。国内外科学研究现已明确,高脂血症是心脑血管病的前奏,是导致动脉粥样硬化的主要危险因素,是心脑血管病及其相关疾病的"罪魁祸首"。因为本病早期可无自觉症状,一旦发现较难控制,所以又有"无形杀手"之称。近年来随着国民经济的快速发展,人民膳食结构的变化,摄入的高蛋白、高胆固醇及高糖分食物越来越多,带来的高脂血症发病率不断提升。

佛慈通脉降脂丸采用天然植物药生产,为专治高脂血症的纯中药制剂,也广泛用于防治动脉粥样硬化及其相关疾病。

2. 血脂灵片

【剂型】片剂

【成分】泽泻、决明子、山楂、制何首乌。

【药理作用】主要有抗动脉粥样硬化、降血脂及抗氧化作用。

【功能主治】化浊降脂,润肠通便。用于痰浊阻滞型高脂血症,症见头昏胸闷、大便干燥。

【临床应用】用于治疗高脂血症。

【用法用量】口服。一次 4~5 片,一日 3 次。

【包装规格】40 片/瓶,12 片/板×2 板/盒。

【批准文号】国药准字 Z20023425

【执行标准】《国家食品药品监督管理局国家药品标准》WS-795

(Z-215)-2002-1。

【药品分类】处方药。

【医保】非医保。

【特别提醒】高脂血症是导致心脑血管疾病的元凶,发病率极高。高脂血症非常危险,有人称之为"无声的杀手"。如果是轻微的高脂血症,可通过饮食来降低血中的胆固醇,保持均衡营养,体重超重者要减轻体重,经常进行体育锻炼;西药治疗有一定的效果,但副作用较大,不能用于儿童,而且很容易反弹;而中药治疗无毒副作用,成人儿童均可服用,愈后不易复发,对各型高脂血症患者都具有重要的临床治疗价值。血脂灵片为纯中药制剂,治疗高脂血症效果显著。有资料显示,本品也有一定的减肥、降压、明目通便、增进食欲、软化血管、调节人体免疫力、改善心电图和心功能、延缓动脉粥样硬化等作用。

3. 脉安颗粒

【剂型】颗粒剂

【成份】山楂、麦芽。辅料为蔗糖、糊精。

【处方来源】研制方。

【药理作用】主要有降血脂、扩张冠脉、降血压和助消化作用。

【功能主治】治疗高脂蛋白血症,用于降低血清胆固醇,防止动脉粥样硬化,对降低甘油三酯、β-脂蛋白也有一定作用。

【临床应用】用于高脂血症及消化不良、食欲不振等。胃酸过多者、孕妇慎用;忌食油腻厚味。

【用法用量】口服。一次 20g,一日 2 次。

【包装规格】20g×10 袋/盒。

【批准文号】国药准字 Z62020668

【执行标准】《国家食品药品监督管理局国家药品标准》WS3-B-0115-89-2009。

【药品分类】处方药。

【医保】非医保。

第十一节　高血压用药

1. 定眩丸

【剂型】大蜜丸、水蜜丸

【成分】生地黄、牡丹皮、钩藤、茯苓、山药(麸炒)、山茱萸(制)、当归、珍珠母、菊花、川芎、苦杏仁(去皮)、酸枣仁(炒)、地龙、半夏(制)、栀子(炒)、甘草、僵蚕(炒)、胆南星。

【处方来源】研制方。

【药理作用】主要有镇静、催眠及抗眩晕等作用。

【功能主治】滋补肝肾,清热化痰。用于头目眩晕,耳鸣耳聋,心惊失眠,手面麻木,潮热盗汗,痰多胸闷等症。

【临床应用】用于高血压、眩晕等症。忌食生、冷食物。

【用法用量】大蜜丸:口服。一次 1~2 丸,一日 3 次,小儿酌减。

水蜜丸:口服。一次 6~12g,一日 3 次,小儿酌减。

【包装规格】大蜜丸:9g×12 丸/盒。

水蜜丸:6g/袋。

【批准文号】大蜜丸:国药准字 Z10890012

水蜜丸:国药准字 Z20043474

【执行标准】大蜜丸;《国家食品药品监督管理局国家标准》WS3-05(Z-87)-99(Z)。

水蜜丸;《国家食品药品监督管理局国家标准》YBZ07462004。

【药品分类】处方药。

【医保】国家乙类。

2. 清脑降压片

【剂型】片剂

【成分】黄芩、夏枯草、槐米、煅磁石、牛膝、当归、地黄、丹参、水蛭、钩藤、决明子、地龙、珍珠母。

【功能主治】平肝潜阳。用于肝阳上亢所致的眩晕,症见头晕、头痛、项强、血压偏高。

【用法用量】口服。一次 4~6 片,一日 3 次。

【包装规格】每瓶装 60 片。

【批准文号】国药准字 Z20055331

【执行标准】《中华人民共和国药典》(2015 年版)一部。

【药品分类】处方药。

【医保】国家乙类。

3. 降压袋泡茶

【剂型】茶剂

【成分】夏枯草、决明子、茺蔚子、钩藤、黄芩、茶叶。

【处方来源】研制方。

【药理作用】主要有降血压、镇痛和助消化等作用。

【功能主治】清热泻火,平肝明目。用于高血压病属肝火亢盛的头痛、眩晕、目胀牙痛等症。

【临床应用】主要用于肝火上炎所致的高血压病、头痛、眩晕、面红目赤等。

【用法用量】开水泡服,一次 4.4g,一日 3 次。

【包装规格】4.4g/袋。

【批准文号】国药准字 Z62021316

【执行标准】《中华人民共和国卫生部药品标准中药成方制剂》第九册 WS3-B-1763-94。

【药品分类】处方药。

【医保】非医保。

4. 山花晶

【剂型】颗粒剂

【成分】山楂(炒)、菊花、枸杞子。

【处方来源】研制方。

【药理作用】主要有降血压、降血脂等作用。

【功能主治】滋补肝肾,清肝明目。用于阴虚阳亢,头痛眩晕,亦用于高血压、高脂血症。

【临床应用】用于阴虚肝阳上亢所致高血压、高脂血症等。

【用法用量】口服。一次 20g,一日 3 次。

【包装规格】250g/袋。

【批准文号】国药准字 Z62021105

【执行标准】《中华人民共和国卫生部药品标准中药成方制剂》第四册 W3-B-0679-91。

【药品分类】处方药。

【医保】非医保。

第十二节 糖尿病用药

降糖宁胶囊

【剂型】胶囊剂

【成分】人参、山药、石膏、知母、黄芪、天花粉、茯苓、麦冬、地黄、地骨皮、玉米须、山茱萸、甘草。

【处方来源】研制方。

【药理作用】主要有降低血糖的作用。

【功能主治】益气,养阴,生津。用于糖尿病属气阴两虚者。

【临床应用】用于气阴两虚所致的糖尿病。

【用法用量】口服。一次 4~6 粒,一日 3 次。

【注意】孕妇慎用。

【包装规格】36 粒/瓶;12×2 板/盒。

【批准文号】国药准字 Z20023422

【执行标准】《国家食品药品监督管理局国家药品标准（试行）》WS-834(Z-233)-2002。

【药品分类】处方药。

【医保】非医保。

第十三节　急、慢性肝炎用药

1. 舒肝消积丸

【剂型】大蜜丸、水蜜丸

【成分】茵陈、醋柴胡、当归、炒白芍、丹参、郁金、醋延胡索、三棱（制）、醋莪术、醋香附、炒川楝子、蜜党参、麸炒白术、蜜黄芪、茯苓、麸炒枳实、砂仁、槟榔、沉香、蜜甘草。

【处方来源】经验方。

【药理作用】主要有抗肝损伤、改善血液流变性、提高免疫功能等作用。

【功能主治】清热利湿，舒肝健脾，理气化瘀。用于慢性乙型肝炎肝郁脾虚、湿热内蕴、气滞血瘀证，症见：胁痛，脘腹胀闷，厌油腻，恶心呕吐，疲乏无力。

【临床应用】临床多用于肝郁气滞所致慢性乙型肝炎。

【用法用量】大蜜丸：口服。一次 1~2 丸，一日 3 次，或遵医嘱。

水蜜丸：口服。一次 20~40 丸，一日 3 次，或遵医嘱。

【禁忌】孕妇忌服。

【包装规格】大蜜丸：9g×10 丸/盒。

水蜜丸：360 丸/瓶。

【批准文号】大蜜丸：国药准字 Z20010044

水蜜丸：国药准字 Z20073140

【执行标准】大蜜丸：《国家食品药品监督管理局国家药品标准》WS3-401(Z-057)-2004(Z)-2014。

水蜜丸：《国家食品药品监督管理局国家药品标准》WS3-401(Z-057)-2004(Z)-2014。

水蜜丸:《国家食品药品监督管理局标准(试行)》YBZ00722007。

【药品分类】处方药。

【医　　保】国家乙类

2. 云芝肝泰颗粒

【剂型】颗粒剂

【成分】本品为多孔菌科真菌云芝 Polyitictus lersicolor(L) Fr 干燥子实体粗提物制成的混悬性颗粒。

【处方来源】研制方。

【药理作用】主要有保肝、降转氨酶、抗肿瘤、增强免疫功能等作用。

【功能主治】免疫调节剂。主要用于治疗慢性活动性肝炎。

【临床应用】用于乙型肝炎,慢性活动性肝炎,肿瘤等。极个别病例有皮疹出现,对症治疗后皮疹消失。

【用法用量】口服。一次 5g,一日 2~3 次。

【包装规格】5g/袋。

【批准文号】国药准字 Z62020763

【执行标准】《中华人民共和国卫生部药品标准中药成方制剂》第十三册 WS3-B-2472-97。

【药品分类】处方药。

【医保】非医保。

3. 黄疸茵陈颗粒

【剂型】颗粒剂

【成分】茵陈、黄芩、大黄(制)、甘草。

【处方来源】研制方。

【药理作用】主要有保肝、退黄疸、增强免疫功能等作用。

【功能主治】清热利湿,退黄疸。用于治疗急、慢性黄疸型传染性肝炎。

【临床应用】用于治疗湿热蕴结所致急、慢性黄疸型传染性肝炎。

孕妇忌服。

【用法用量】开水冲服,一次 10~20g,一日 2 次。

【包装规格】10g×10 袋/盒;20g/袋。

【批准文号】国药准字 Z62020824;国药准字 Z62021315

【执行标准】《中华人民共和国卫生部药品标准中药成方制剂》第四册 WS3-B-0828-91。

【药品分类】处方药。

【医保】非医保。

4. 舒肝康胶囊

【剂型】胶囊剂

【成分】黄芪、党参、麦冬、当归、白芍、柴胡、黄芩、郁金、枳壳、茯苓、甘草、五味子、葡醛内酯。

【处方来源】研制方。

【药理作用】主要有保肝、增强细胞免疫功能等作用。

【功能主治】益气养阴,柔肝健脾。用于肝郁脾虚所致的烦燥易怒,疲乏无力,食欲不振,胸胁胀痛。

【临床应用】用于肝郁脾虚所致慢性肝炎。偶有面红、轻微胃肠不适,可减量或停药处理。

【用法用量】口服。一次 3 粒,一日 3 次。

【包装规格】36 粒/盒。

【批准文号】国药准字 Z20026870

【执行标准】《国家药品监督管理局标准(试行)》WS-11224(ZD-1224)-2002。

【药品分类】OTC 甲类。

【医保】国家乙类。

第十四节　胆石症用药

1. 龙胆泻肝丸

【剂型】浓缩丸、大蜜丸、水丸

【成分】龙胆、柴胡、黄芩、栀子(炒)、泽泻、木通、车前子(盐炒)、当归(酒炒)、地黄、甘草(蜜炙)。

【处方来源】[清]《医方集解》。

【药理作用】主要有抗炎、抗过敏、增强免疫功能、抑菌作用。

【功能主治】清肝胆,利湿热。用于肝胆湿热,头晕目赤,耳鸣耳聋,耳肿疼痛,胁痛口苦,尿赤涩痛,湿热带下。

【临床应用】主要用于顽固性头痛、头部湿疹、外耳道疖肿、鼻炎、急性肾盂肾炎、尿道炎、带状疱疹、肝炎、高血压、急性膀胱炎、急性胆囊炎、急性睾丸炎、盆腔炎、中耳炎、角膜溃疡、角膜炎、结膜炎、小儿情感交叉症等属肝经实火、湿热者。

【用法用量】浓缩丸:口服。一次 8 丸,一日 2 次。

　　　　　　大蜜丸:口服。一次 1~2 丸,一日 2 次。

　　　　　　水丸:口服。一次 3~6g,一日 2 次。

【包装规格】浓缩丸:200 丸/瓶。

　　　　　　大蜜丸:6g×10 丸/盒。

　　　　　　水丸:6g×40 袋/盒。

【批准文号】浓缩丸:国药准字 Z62020665

　　　　　　大蜜丸:国药准字 Z62021122

　　　　　　水丸:国药准字 Z20043004

【执行标准】浓缩丸:《中华人民共和国卫生部药品标准中药成方制剂》第十一册 WS3-B-2107-96。

　　　　　　大蜜丸:《中华人民共和国药典》(2015 年版)一部。

　　　　　　水丸:《中华人民共和国药典》(2015 年版)一部。

【药品分类】OTC 甲类。

【医保】国家甲类。

2. 利胆排石片

【剂型】片剂

【成分】金钱草、茵陈、黄芩、木香、郁金、大黄、槟榔、麸炒枳实、芒硝、姜厚朴。

【功能主治】清热利湿,利胆排石。用于湿热蕴毒、腑气不通所致的胁痛、胆胀,症见胁肋胀痛、发热、尿黄、大便不通;胆囊炎、胆石症见上述证候者。

【用法用量】口服。排石:一次 6~10 片,一日 2 次;炎症:一次 4~6 片,一日 2 次。

【批准文号】国药准字 Z62020780

【执行标准】《中华人民共和国药典》(2015 年版)一部。

【药品分类】处方药。

【注意】体弱、肝功能不良者慎用;孕妇禁用。

【医保】国家乙类。

第十五节　疝气用药

济生橘核丸

【剂型】浓缩丸

【成分】橘核、肉桂、川楝子(炒)、桃仁、厚朴(制)、海藻、昆布、木通、延胡索、枳实(炒)、木香。

【处方来源】[宋]《严氏济生方》。

【药理作用】主要有缓解胃肠平滑肌痉挛、增进胃肠蠕动、促进内容物的推进、促进气体排出、镇痛、抗炎等作用。

【功能主治】行气软坚,散寒止痛。用于疝气偏坠,睾丸胀痛。

【临床应用】用于治疗睾丸炎、附睾炎、精索静脉炎、疝气等。

【用法用量】口服。一次 8~10 丸，一日 3 次。

【包装规格】200 丸/瓶。

【批准文号】国药准字 Z62020825

【执行标准】《中华人民共和国卫生部药品标准中药成方制剂》第二册 WS3-B-0356-90。

【药品分类】处方药。

【医保】非医保。

第十六节　遗精用药

金锁固精丸

【剂型】浓缩丸

【成分】沙苑子(炒)、芡实(蒸)、莲须、龙骨(煅)、牡蛎(煅)、莲子。

【处方来源】[清]《医方集解》。

【药理作用】主要有降脂和降酶、抗炎、收敛、止泻等作用。

【功能主治】固肾涩精。用于肾虚不固,遗精滑泄,神疲乏力,四肢酸软,腰痛耳鸣。

【临床应用】用于治疗肾虚精亏所致遗精、盗汗、蛋白尿、白带过多、尿失禁、骨折迟缓愈合等症。

【用法用量】空腹用淡盐水或温开水送服。一次 15 丸,一日 3 次。

【包装规格】200 丸/瓶。

【批准文号】国药准字 Z62020829

【执行标准】《中华人民共和国卫生部药品标准中药成方制剂》第十一册 WS3-B-2174-96。

【药品分类】处方药。

【医保】国家乙类。

第十七节　水肿用药

济生肾气丸　国家基本药物

【剂型】大蜜丸、水蜜丸、小蜜丸、水丸。

【成分】熟地黄、山茱萸(制)、牡丹皮、山药、茯苓、泽泻、肉桂、附子(制)、牛膝、车前子。

【处方来源】[宋]《济生方》肾气丸加牛膝、车前子。

【药理作用】主要有调节膀胱内压力、改善糖尿病代谢及神经功能等作用。

【功能主治】温肾化气,利水消肿。用于肾阳不足、水湿内停所致的肾虚水肿,腰膝酸重,小便不利,痰饮喘咳。

【临床应用】用于慢性肾炎、慢性肾小球肾炎、前列腺病、糖尿病、尿闭、老年性阴道炎、男性不育等病症属肾虚水泛者。

【用法用量】大蜜丸:口服。一次 1 丸,一日 2~3 次。

　　　　　　水蜜丸:口服。一次 6g,一日 2~3 次。

　　　　　　小蜜丸:口服。一次 9g,一日 2~3 次。

　　　　　　水丸:口服。一次 6g,一日 2~3 次。

【包装规格】大蜜丸:9g×10 丸/盒。

　　　　　　水蜜丸:6g/袋。

　　　　　　小蜜丸:9g/袋。

　　　　　　水丸:60g/瓶。

【批准文号】大蜜丸:国药准字 Z62021075

　　　　　　水蜜丸:国药准字 Z62021077

　　　　　　小蜜丸:国药准字 Z62021076

　　　　　　水丸:国药准字 Z62020772

【执行标准】《中华人民共和国药典》(2015 年版)一部。

【药品分类】处方药。

第十八节　中暑用药

痧药

【剂型】水丸

【成分】丁香、苍术、天麻、麻黄、大黄、甘草、冰片、人工麝香、制蟾酥、雄黄、朱砂。

【处方来源】[清]《济世养生集》急救丸加减。

【药理作用】主要有抗菌、抗炎、解毒、镇痛、抗惊厥等作用。

【功能主治】祛暑解毒，辟秽开窍。用于夏令贪凉饮冷，感受暑湿，症见猝然闷乱烦躁，腹痛吐泻，牙关紧闭，四肢逆冷。

【临床应用】用于发痧、中暑、疔毒、恶疮、蝎蜇和虫咬等。按规定用量服用，不宜多服，孕妇禁用。

【用法用量】口服。一次 10~15 丸，一日 1 次；小儿酌减，或遵医嘱。外用，研细吹鼻取嚏。

【包装规格】每 33 丸重 1g

【批准文号】国药准字 Z62020685

【执行标准】《中华人民共和国药典》(2015 年版)一部。

【药品分类】处方药。

【医保】非医保。

第十九节　须发早白用药

1. 七宝美髯丸/七宝美髯颗粒

【剂型】大蜜丸、颗粒剂

【成分】大蜜丸：制何首乌(黑豆酒制)、当归、补骨脂(盐炙)、枸杞子、菟丝子、茯苓、怀牛膝(去头)。

颗粒剂:制何首乌、当归、补骨脂(黑芝麻炒)、枸杞子(酒蒸)、菟丝子(炒)、茯苓、牛膝(酒蒸);辅料为糖粉、糊精。

【处方来源】[明]《邵应节方》。

【药理作用】主要有抗凝、耐缺氧、抗贫血和增强过氧化氢酶活力等作用。

【功能主治】补肝肾,益精血。用于肝肾两虚,须发早白,牙齿摇动,遗精盗汗,腰酸带下,筋骨痿弱,腰腿酸软,带下清稀。

【临床应用】七宝美髯丸历代被用作预防衰老、美容美发的养生方。现代临床广泛用于再生障碍性贫血、青年白发、脱发、男性不育、神经衰弱、病后体虚、附睾炎、肺结核、慢性迁延性肝炎、慢性宫颈炎等。忌食辛辣,寒凉等刺激之品,阴虚阳亢者慎用。

【用法用量】大蜜丸:淡盐汤或温开水送服,一次 1 丸,一日 2 次。

颗粒剂:开水冲服,一次 8g,一日 2 次。

【包装规格】大蜜丸:9g×10 丸/盒。

颗粒剂:8g×10 袋/盒。

【批准文号】大蜜丸:国药准字 Z62020834

颗粒剂:国药准字 Z62020675

【执行标准】大蜜丸:《中华人民共和国卫生部药品标准中药成方制剂》第一册 WS3-B-0008-89。

颗粒剂:《中华人民共和国药典》(2015 年版)一部。

【药品分类】OTC 甲类。

【医保】非医保。

2. 首乌延寿片

【剂型】片剂

【成分】何首乌。

【药理作用】主要作用有降血脂、抗动脉硬化、促进红细胞生成;抗氧化、增强免疫功能、抗衰老。

【功能主治】补肝肾,养精血。用于肝肾两虚、精血不足而致的头晕目眩,耳鸣健忘,鬓发早白,腰膝酸软。

【临床应用】临床主要用于须发早白、冠心病、高脂血症、老年贫血、大脑衰退、早老征象等的预防及治疗。

【用法用量】口服。一次 5 片,一日 3 次。

【包装规格】100 片/瓶。

【批准文号】国药准字 Z62020796

【执行标准】《中华人民共和国卫生部药品标准中药成方制剂》第十九册 WS3-B-3644-98。

【药品分类】OTC 乙类。

【医保】非医保。

第二十节　痿证用药

健步丸

【剂型】浓缩水蜜丸、糊丸

【成分】盐黄柏、盐知母、熟地黄、当归、酒白芍、牛膝、豹骨(制)、醋龟甲(制)、陈皮(盐炙)、干姜、锁阳、羊肉。

【处方来源】[元]《丹溪心法》"虎潜丸"加减。

【药理作用】主要有抗炎、镇痛、抗疲劳等作用。

【功能主治】补肝肾,强筋骨。用于肝肾不足,腰膝酸软,下肢痿弱,步履艰难。

【临床应用】用于小儿麻痹后遗症、重症肌无力、进行性肌萎缩营养不良、进行性肌萎缩脊髓侧索硬化症、缺钾性麻痹、脊髓空洞症、关节炎等。

【用法用量】浓缩水蜜丸:口服。一次 9g,一日 2 次。

糊丸:口服。一次 9g,一日 2 次。

【禁忌】孕妇忌用。

【包装规格】浓缩水蜜丸:200 丸/瓶。

糊丸:9g/袋。

【批准文号】浓缩水蜜丸:国药准字 Z20026260

糊丸:国药准字 Z62021127

【执行标准】浓缩水蜜丸:《国家药品监督管理局标准（试行）》WS-10873(ZD-0873)-2002。

糊丸:《中华人民共和国药典》(2015 年版)一部。

【药品分类】浓缩水蜜丸:处方药。

糊丸:OTC 乙类。

【医保】非医保。

第二十一节　虚证用药

1. 六味地黄丸/六味地黄胶囊　国家基本药物

【剂型】浓缩丸、大蜜丸、水蜜丸、胶囊剂

【成分】熟地黄、酒萸肉、牡丹皮、山药、茯苓、泽泻。

【处方来源】[宋]《小儿药证直诀》。

【药理作用】具增强免疫、抗肿瘤、抗衰老、降血糖、降血脂、降血压等作用。

【功能主治】滋阴补肾。用于肾阴亏损,头晕耳鸣,腰膝酸软,骨蒸潮热,盗汗遗精,消渴。

【临床应用】主要用于治疗食管上皮增生、防止癌变、肾炎、妇女更年期综合征、糖尿病、高血压、抗心律失常、慢性前列腺炎、周期性麻痹、遗尿症、嗜酸性细胞增多症、红斑性狼疮、神经衰弱、中心性视网膜炎及视神经炎等。

【用法用量】浓缩丸:口服。一次 8 丸,一日 3 次。

大蜜丸:口服。一次 1 丸,一日 2 次。

水蜜丸:口服。一次 6g,一日 2 次。

胶囊剂:口服。一次 1 粒,一日 2 次。

【包装规格】浓缩丸：200 丸/瓶。

大蜜丸：9g×10 丸/盒。

水蜜丸：每袋装 6g。

胶囊剂：14 粒/板/盒。

【批准文号】浓缩丸：国药准字 Z62020664

大蜜丸：国药准字 Z62021121

水蜜丸：国药准字 Z20123037

胶囊剂：国药准字 Z19993168

【执行标准】浓缩丸：《中华人民共和国药典》(2015 年版)一部。

大蜜丸：《中华人民共和国药典》(2015 年版)一部。

水蜜丸：《中华人民共和国药典》(2015 年版)一部。

胶囊剂：《中华人民共和国药典》(2015 年版)一部。

【药品分类】OTC 乙类。

【医保】国家甲类。

【特别提醒】据《中国医药报》在全国八大主要城市零售药店对六味地黄丸的调查显示，佛慈六味地黄丸的美誉度、提及率名列第三，国内有的客户直接把佛慈浓缩丸称为"金蛋子"，一大批代代相传的忠诚消费者在琳琅满目的浓缩丸中始终如一地选择佛慈品牌，足见其珍贵。20 世纪 60 年代食道癌高发区——河南省林县人民用佛慈六味地黄丸治疗疾病取得奇效的故事，可以说是对佛慈浓缩丸风行80 年的最好诠释。

【文摘】 六味地黄丸在亚健康状态下的保健作用

六味地黄丸系北宋钱乙(仲阳)于金匮肾气丸方中去肉桂、附子所创立的补阴之祖方。以熟地为君药，甘温润厚，归肝、肾、心经，乃滋阴益髓，培元固本之要药，另佐使山茱萸、山药、泽泻、茯苓、丹皮 5 味相辅相助，众药亦多入肾、肝、胃等经，原用于小儿肾怯失音，囟开不合，见于《小儿药证直诀》。后世医家根据其"肝、肾、脾三阴并补，补中有泻"的立法配伍特点，广泛用于治疗肝肾阴亏血虚，腰膝酸软，骨瘦肢痛、久咳不愈、口干舌燥、头目眩晕、耳聋耳鸣、遗精盗汗、或虚火上炎所致骨蒸潮热等各种证候。现代临床应用则更加广泛，如用于妇科疾患的经间期出血、更年期综合征、带下病、月经不调等；老年病中的糖尿病、小便异常（癃闭）、高血压、眩晕、心脏病、骨质疏松及各种骨痛、老年虚衰；慢性虚损性疾患如结核性肺痨、慢性肾炎、神经衰弱、慢性肠炎等；其他如植物神经紊乱、癫痫、肺虚咳嗽汗出、咽炎等。

　　六味地黄丸适用证与亚健康状态有诸多相同之处，亚健康状态往往是人体阴阳失衡、脏腑功能失调的初始状态，注重调节脏腑功能状态，可使五脏六腑功能得以充盛，卫气营血得以充实，减少疾病发生和进一步发展。六味地黄丸药简效宏，性味柔和，并主张小剂量服用，缓中取效，以迁就患者阴虚的体质情况，故千余年来盛名不减，几乎无医不用之，并以其独特的功能广泛应用于保健，对于调节机体功能，达到"未病防病，既病防变"发挥着重要作用。

　　现代研究表明本方：（1）提高更年期综合征患者体内雌激素分泌，改善机体内分泌功能及内环境，实现其调节作用，改善、消除各种临床症状。（2）促进机体对钙的吸收，防止骨质疏松。（3）可升高高密度脂蛋白与低密度脂蛋白比值，降低动脉粥样硬化和冠心病的发病率。（4）日本实验研究报道本方对心脏病有独到的疗效，其机理尚待进一步研究。（5）本方是以补肾为主的中药，涉及多脏腑，从现代医学来看，具有清除自由基、强身健体之效，是治本之药。

　　　　　　　　　　　　　（本文来源：《天津中医》 作者：王强）

2. 麦味地黄丸

【剂型】浓缩丸、大蜜丸

【成分】麦冬、五味子、熟地黄、山茱萸（制）、牡丹皮、山药、茯苓、泽泻。

【处方来源】[宋]《小儿药证直诀》地黄丸加味。

【药理作用】主要有降血糖、降血脂、增强免疫、调整环核苷酸平衡等作用。

【功能主治】滋肾养肺。用于肺肾阴亏,潮热盗汗,咽干咳血,眩晕耳鸣,腰膝酸软,消渴。

【临床应用】主要用于哮喘、糖尿病、肺结核等。

【用法用量】浓缩丸:口服。一次 8 丸,一日 3 次。

大蜜丸:口服。一次 1 丸,一日 2 次。

【包装规格】浓缩丸:200 丸/瓶。

大蜜丸:9g×10 丸/盒。

【批准文号】浓缩丸:国药准字 Z62020667

大蜜丸:国药准字 Z62021124

【执行标准】浓缩丸:《中华人民共和国卫生部药品标准中药成方制剂》第七册 WS3-B-1333-93。

大蜜丸:《中华人民共和国药典》(2015 年版)一部。

【药品分类】OTC 甲类。

【医保】国家乙类。

【特别提醒】佛慈麦味地黄丸又名"八仙长寿丸",是由被誉为"补阴方药之祖"的六味地黄丸加麦冬、五味子组成,在滋补肺肾方面独有其妙。现代临床主要用于哮喘、糖尿病、肺结核等。

此外,用麦味地黄丸治疗慢性阻塞性肺部疾病(慢阻肺)也获得了良好效果,这对于众多吸烟者来说无疑是个好消息。在我国,慢阻肺,百姓称它为老慢支、肺气肿,是人们吸烟造成死亡的首要疾病。钟南山院士指出,吸烟是慢阻肺的最大风险因素,而吸烟者们的慢性"吸烟咳嗽"则是慢阻肺的第一个信号。吸烟—慢阻肺—肺心病,这是病程发展的三部曲。现代药理研究发现,麦味地黄丸因其主要成分都不同程度地含有抗氧化物质的成分,能够有效地清除卷烟烟气和焦油中的有害自由基,最大可能地减轻吸烟对人体健康的威胁,所以在无法立刻戒烟的同时,请您不妨使用一下佛慈麦味地黄丸,照顾好您的肺,减少有毒物质对它的侵害。

3. 知柏地黄丸/知柏地黄片 浓缩丸、大蜜丸、水蜜丸为国家基本药物

【剂型】浓缩丸、大蜜丸、水蜜丸、片剂

【成分】知母、黄柏、熟地黄、山茱萸(制)、牡丹皮、山药、茯苓、泽泻。

【处方来源】[清]《医宗金鉴》。

【药理作用】主要有抗菌、抗炎、镇静、降血糖、降血压等作用。

【功能主治】滋阴降火。用于阴虚火旺,潮热盗汗,口干咽痛,耳鸣遗精,小便短赤。

【临床应用】用于阴虚火旺所致急性视网膜色素上皮炎、不育症、遗精、神经衰弱、糖尿病、高血压、甲亢等。

【用法用量】浓缩丸:口服。一次 8 丸,一日 3 次。

大蜜丸:口服。一次 1 丸,一日 2 次。

水蜜丸:口服。一次 6g,一日 2 次。

片剂:口服。一次 6 片,一日 4 次。

【包装规格】浓缩丸:200 丸/瓶。

大蜜丸:9g×10 丸/盒。

水蜜丸:每袋装 6g。

【批准文号】浓缩丸:国药准字 Z62020887

大蜜丸:国药准字 Z62021090

水蜜丸:国药准字 Z20123043

片剂:国药准字 Z62020764

【执行标准】浓缩丸:《中华人民共和国药典》(2015 年版)一部。

大蜜丸:《中华人民共和国药典》(2015 年版)一部。

水蜜丸:《中华人民共和国药典》(2015 年版)一部。

片剂:《中华人民共和国卫生部药品标准中药成方制剂》第五册 WS3-B-1357-93。

【药品分类】OTC 乙类。

　　大蜜丸:国家甲类。

　　水蜜丸:国家甲类。

　　片剂:非医保。

4. 苁蓉补肾丸

【剂型】浓缩丸

【成分】肉苁蓉、熟地黄、菟丝子、五味子(酒蒸);辅料为淀粉。

【处方来源】研制方。

【药理作用】主要有调节免疫、抗衰老、强壮等作用。

【功能主治】滋补肾阴,强筋壮骨。用于肾虚、腰酸。

【临床应用】用于肾虚、腰酸、疲劳等。

【用法用量】口服。一次 8 丸,一日 3 次。

【注意】儿童禁用;脾虚中满者慎服。

【包装规格】200 丸/瓶。

【批准文号】国药准字 Z20026377/国药准字 Z20026378/国药准字 Z20026379

【执行标准】《国家药品监督管理局药品标准中成药地方标准上升国家标准部分 (内科肾系分册)》WS-10952 (ZD-0952)-2002-2012Z。

【药品分类】OTC 乙类。

【医保】非医保。

5. 固本丸

【剂型】浓缩丸

【成分】熟地黄、党参、地黄、天冬、麦冬。

【处方来源】研制方。

【药理作用】主要有抗菌、消炎、止咳、增强机体免疫功能等作用。

【功能主治】滋阴补气,清肺降火。用于气阴两虚,症见潮热、咳嗽,形体瘦弱,自汗盗汗,乏力或病后津伤。

【临床应用】用于肺结核、慢性支气管炎、胸膜炎等。

【用法用量】口服。一次 10~12 丸,一日 3 次。

【包装规格】200 丸/瓶。

【批准文号】国药准字 Z62020821

【执行标准】《中华人民共和国卫生部药品标准中药成方制剂》第二册 WS3-B-0307-90。

【药品分类】OTC 甲类。

【医保】医保乙类。

6. 河车大造丸

【剂型】大蜜丸、小蜜丸

【成分】紫河车、熟地黄、天冬、麦冬、盐杜仲、牛膝(盐炒)、盐黄柏、醋龟甲。

【处方来源】[明]《景岳全书》。

【药理作用】主要有促进骨髓造血、抗炎抑菌、增强机体免疫等作用。

【功能主治】滋阴清热,补肾益肺。用于肺肾两亏,虚劳咳嗽,骨蒸潮热,盗汗遗精,腰膝酸软。

【临床应用】用于慢性再生障碍性贫血、咳喘、男性不育等。体虚便溏、食欲不振者不宜用;忌辛温燥烈之品。

【用法用量】大蜜丸:口服。一次 1 丸,一日 2 次。

    小蜜丸:口服。一次 9g,一日 2 次。

【包装规格】大蜜丸:9g×10 丸/盒。

    小蜜丸:9g/袋。

【批准文号】大蜜丸:国药准字 Z62021142

    小蜜丸:国药准字 Z62021141

【执行标准】《中华人民共和国药典》(2015 年版)一部。

【药品分类】OTC 甲类。

【医保】非医保。

7. 桂附地黄丸

【剂型】浓缩丸、大蜜丸、水蜜丸、小蜜丸

【成分】肉桂、附子(制)、熟地黄、山茱萸(制)、牡丹皮、山药、茯苓、泽泻。

【处方来源】本方出自《金匮要略》之肾气丸,又称金匮肾气丸。后世多将原方中的桂枝改为肉桂,干地黄改为熟地黄,即为本方。

【药理作用】本方有降血糖、降血脂、增强免疫力、改善内分泌、清除自由基、利尿、降血压等作用。

【功能主治】温补肾阳。用于肾阳不足,腰膝酸冷,肢体水肿,小便不利或反多,痰饮喘咳,消渴。

【临床应用】主要用于泌尿生殖系疾病(慢性肾炎、慢性尿道炎、前列腺肥大、顽固性遗尿、老年尿失禁、阳痿、男性乳房发育症等)、糖尿病、高血压、白内障、喘息等症属肾阳亏虚者。

【用法用量】浓缩丸:口服。一次 8 丸,一日 3 次。

大蜜丸:口服。一次 1 丸,一日 2 次。

水蜜丸:口服。一次 6g,一日 2 次。

小蜜丸:口服。一次 9g,一日 2 次。

【禁忌】孕妇忌服。

【包装规格】浓缩丸:200 丸/瓶。

大蜜丸:9g×10 丸/盒。

水蜜丸:6g/袋。

小蜜丸:6g/袋。

【批准文号】浓缩丸:国药准字 Z62020823

大蜜丸:国药准字 Z62021139

水蜜丸:国药准字 Z62021137

小蜜丸:国药准字 Z62021140

【执行标准】浓缩丸:《中华人民共和国卫生部药品标准中药成方制剂》第八册 WS3-B-1600-93。

大蜜丸:《中华人民共和国药典》(2015 年版)一部。

水蜜丸:《中华人民共和国药典》(2015 年版)一部。

小蜜丸:《中华人民共和国药典》(2015 年版)一部。

【药品分类】OTC 甲类。

【医保】国家乙类。

【特别提醒】据中国台湾"国立清华大学"历史研究所博士生徐志豪先生考证,上海佛慈大药厂 1934 年在近代中国重要的报纸《申报》上刊登的"肾气丸(现今之桂附地黄丸)"广告,是目前所见最早利用"肾亏"来治疗性功能障碍的内容。

8. 参茸固本还少丸

【剂型】大蜜丸、水蜜丸

【成分】人参(去芦)、鹿茸(酒制)、附子(制)、肉桂、菟丝子、杜仲、仙茅、淫羊藿(酥油制)、肉苁蓉、巴戟天(制)、补骨脂(盐炒)、川牛膝(酒炒)、海马(酥油制)、牛膝、阳起石、阴起石、黄芪(蜜制)、党参、白术(炒焦)、山药(炒)、茯苓、甘草(蜜制)、熟地黄、地黄、龟甲(醋制)、龟甲胶、阿胶、何首乌(制)、山茱萸、枸杞子、麦冬、天冬、墨旱莲、五味子(酒制)、当归(酒炒)、白芍(炒)、川芎(酒炒)、朱砂、柏子仁、莲子(去心)、远志(炒)、龙骨(煅)、菊花、砂仁、木香、陈皮、木瓜(酒炒)、麦芽(炒)、六神曲(炒)、山楂、小茴香(盐炒)、花椒(炒)、母丁香、鹿筋(酥油制)、鱼鳔(制)、黑豆(炒)、白芥子(炒)、法半夏、浙贝母、蒺藜(盐炒)、地龙、土鳖虫(酥油制)、黄芩、螃蟹(酥油制)、硼砂。

【处方来源】经验方。

【药理作用】主要有强壮、增强机体免疫力、抗衰老、改善性功能等作用。

【功能主治】补肾助阳,益气固体,填精止遗,强筋健骨。用于肾阴不足、命门火衰所致的畏寒肢冷,面色　白,腰膝酸软,精神不振,阳痿早泄,遗精滑精,性欲减退,女子宫寒不孕,带下清稀,或尿增多,以及耳鸣耳聋,虚喘,水肿,五更泄泻等。

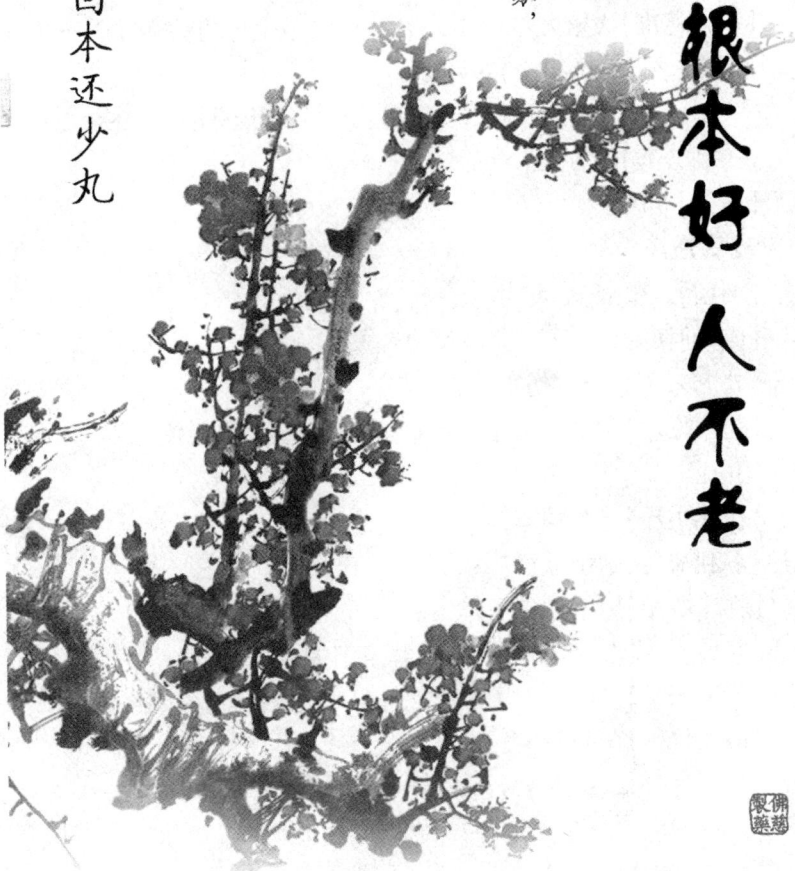

根本好 人不老

补肾助阳，益气固体，
填精止遗，强筋健骨。

用于肾阴不足、
命门火衰所致的畏寒肢冷，
面色㿠白，腰膝酸软，
精神不振，
阳痿早泄，遗精滑精，
性欲减退，
女子宫寒不孕，
带下清稀，或尿增多，
以及耳鸣耳聋，
虚喘，浮肿，
五更泄泻等。

佛慈参茸固本还少丸

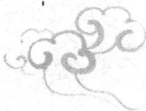

【临床应用】用于阳痿、早泄、遗精、性功能减退、男女不孕等症。

【注意】阴虚有火、阳亢、高血压患者及孕妇禁用。

【用法用量】大蜜丸:口服。一次 1~2 丸,一日 2 次。

水蜜丸:口服。一次 6~12g,一日 2 次。

【包装规格】大蜜丸:9g×12 丸/盒。

水蜜丸:6g×12 袋/盒;72g/瓶。

【批准文号】大蜜丸:国药准字 Z62021107

水蜜丸:国药准字 Z20043832

【执行标准】大蜜丸:《中华人民共和国卫生部药品标准中药成方制剂》第十一册 WS3-B-2179-96。

水蜜丸:国家食品药品监督管理局标准YBZ09852004。

【药品分类】处方药。

【医保】非医保。

9. 四逆汤

【剂型】口服液

【成分】淡附片、干姜、炙甘草。

【处方来源】[汉]《伤寒论》。

【药理作用】主要有强心、抗氧化、抗休克、提高免疫功能、耐缺氧等作用。

【功能主治】温中祛寒,回阳救逆。用于阳虚欲脱,冷汗自出,四肢厥逆,下利清谷,脉微欲绝。

【临床应用】用于休克、腹泻、麻疹重症、胃下垂、放射性白细胞减少症、肝病、复发性口疮、咳喘等。非属阳虚者勿用。

【用法用量】口服。一次 10~20ml,一日 3 次;或遵医嘱。

【包装规格】10ml×10 支/盒。

【批准文号】国药准字 Z62020798

【执行标准】《中华人民共和国药典》(2015 年版)一部。

【药品分类】处方药。

10. 仙茸壮阳口服液

【剂型】口服液

【成分】鹿茸(去毛)、仙茅、淫羊藿、巴戟天(盐制)、肉苁蓉、枸杞子、刺五加浸膏、制何首乌;辅料为蜂蜜(炼)、蔗糖、枸橼酸钠。

【处方来源】研制方。

【药理作用】主要有雄激素样作用、免疫调节作用。

【功能主治】补肾壮阳。用于体虚,阳痿肾寒。

【临床应用】多用于身体虚弱、男子性功能障碍等症。

【用法用量】口服。一次 10ml,一日 2 次。

【包装规格】10ml×10 支/盒。

【批准文号】国药准字 Z20027817

【执行标准】《国家药品监督管理局药品标准中成药地方标准上升国家标准部分(内科肾系分册)》WS-11481(ZD-1481)-2002。

【药品分类】处方药。

【医保】非医保。

11. 补中益气丸/补中益气合剂　浓缩丸、大蜜丸、水丸为国家基本药物

【剂型】浓缩丸、大蜜丸、水丸、合剂

【成分】黄芪(蜜炙)、党参、甘草(蜜炙)、白术(炒)、当归、升麻、柴胡、陈皮、生姜、大枣。

【处方来源】[金]《脾胃论》。

【药理作用】调节胃肠运动、抗胃溃疡和抗胃黏膜损伤、兴奋子宫、增强心肌收缩力、影响消化液分泌、调节免疫功能、促进代谢、抗肿瘤、抗突变等。

【功能主治】补中益气,升阳举陷。用于脾胃虚弱,中气下陷,体倦乏力,食少腹胀,久泻、脱肛、子宫脱垂。

【临床应用】用于脾虚证、胃下垂、子宫下垂、脱肛、崩漏、泄泻、重

用药指南
YONGYAO ZHINAN

症肌无力、低热、慢性肝炎、低血压、失眠症、白细胞减少、慢性结肠炎、消化性溃疡、心绞痛、放射病等。

【用法用量】浓缩丸：口服。一次 8~10 丸，一日 3 次。

大蜜丸：口服。一次 1 丸，一日 2~3 次。

水丸：口服。一次 6g，一日 2~3 次。

合剂：口服。一次 10~15ml，一日 3 次。

【包装规格】浓缩丸：200 丸/瓶。

大蜜丸：9g×10 丸/盒。

水丸：6g/袋。

合剂：10ml×10 支/盒。

【批准文号】浓缩丸：国药准字 Z62020650

大蜜丸：国药准字 Z62021035

水丸：国药准字 Z62021178

合剂：国药准字 Z62020649

【执行标准】浓缩丸：《中华人民共和国卫生部药品标准中药成方制剂》第七册 WS3-B-1347-93。

大蜜丸：《中华人民共和国药典》(2015 年版)一部。

水丸：《中华人民共和国药典》(2015 年版)一部。

合剂：《中华人民共和国卫生部药品标准中药成方制剂》第二册 WS3-B-0289-90。

【药品分类】OTC 乙类。

【医保】浓缩丸、大蜜丸、水丸：国家甲类。

合剂：国家乙类。

12. 参芪丸

【剂型】浓缩丸

【成分】党参、黄芪。

【处方来源】研制方。

【药理作用】增强免疫、抗疲劳、保肝、强壮等作用。

【功能主治】补益元气。用于气虚体弱,四肢无力。

【临床应用】主要用于慢性疲劳综合征、中老年体弱与病后气血虚弱等。

【用法用量】口服。一次 8~10 丸,一日 3 次。

【包装规格】200 丸/瓶。

【批准文号】国药准字 Z62020792

【执行标准】《中华人民共和国卫生部药品标准中药成方制剂》第六册 WS3-B-1168-92。

【药品分类】OTC 甲类。

【医保】非医保。

【特别提醒】慢性疲劳综合征是以机体出现长期极度疲劳为突出表现的、伴随其他生理紊乱及精神症状的综合征,若这种情况长期存在而得不到纠正调补,将导致疾病的发生,故属亚健康状态范畴。慢性疲劳综合征是介于健康与疾病之间的中间状态,又称为"第三状态",近几年亦称"亚健康"状态,国内也称其为灰色状态、病前状态、亚临床期、临床前期、潜病期等。怎样知道自己是否罹患慢性疲劳综合征,有人提出可以用以下列举的 16 种信号进行自我检查,了解自己的疲劳程度:高血压,高血脂,性功能下降,注意力不集中,烦躁,厌食,失眠,头晕,头痛,对烟、酒、刺激性食品过度爱好,便秘,腹泻,面部出现色斑,腹胀,不易消除的疲惫,厌倦。以上信号越多,疲劳程度也就越重。

佛慈参芪丸具有增强免疫力、抗疲劳、保肝、强壮等作用,能在较短时间内消除患者的疲劳症状,是一种治疗慢性疲劳综合征的良药,临床上还用于中老年体弱与病后气血虚弱等症候。

13. 玉屏风口服液

【剂型】口服液

【成分】黄芪、防风、白术(炒)。

【处方来源】[元]朱震亨《丹溪心法》。

【药理作用】主要有增强机体免疫功能作用。

【功能主治】益气，固表，止汗。用于表虚不固，自汗恶风，面色㿠白，或体虚易感风邪者。

【临床应用】主要用于体虚感冒、咳嗽、哮喘、肾炎等疾病。服用本品期间须避风寒，忌生冷、油腻饮食。

【用法用量】口服。一次 10ml，一日 3 次。

【包装规格】10ml×10 支/盒。

【批准文号】国药准字 Z62020885

【执行标准】《中华人民共和国药典》(2015 年版)一部。

【药品分类】OTC 甲类。

【医保】玉屏风口服液，非医保，玉屏风胶囊，国家乙类。

【特别提醒】我们从日常生活中的经历来说，平时容易出现身体乏力、动不动就冒虚汗、气短、反反复复感冒等表现就属于气虚体质，这类人可以服用玉屏风口服液来预防感冒。

14. 生脉饮/生脉颗粒 国家基本药物

【剂型】合剂、颗粒剂

【成分】合剂：红参、麦冬、五味子。

颗粒剂：党参、麦冬、五味子。

【处方来源】《千金要方》，颗粒剂为《千金要方》以党参易人参。

【药理作用】主要有改善心功能、增加冠脉流量、抗心肌缺血、调整心肌代谢、降低耗氧量、保护心肌细胞、改善微循环、抗休克、调节血压、抗心律失常、抗炎、增强免疫功能、改善血液流变性、改善肝功能、抗突变、抗癌等。

【功能主治】益气复脉，养阴生津。用于气阴两亏，心悸气短，脉微自汗。

【临床应用】用于心肌梗死、心绞痛、休克、低血压、心律失常、肺心病、流行性出血热、克山病等。对有实证及暑热等病邪感染者，咳而尚有表证未解者禁用。

【用法用量】颗粒剂:开水冲服,一次 10g,一日 3 次。

合剂:口服。一次 10ml,一日 3 次。

【包装规格】颗粒剂:10g×10 袋/盒。

合剂:10ml×10 支/盒。

【批准文号】颗粒剂:国药准字 Z62020682

合剂:国药准字 Z62020793

【执行标准】颗粒剂:《中华人民共和国卫生部药品标准中药成方制剂》第十一册 WS3-B-2111-96。

合剂:《中华人民共和国药典》(2015 年版)一部。

【药品分类】OTC 乙类。

【医保】国家乙类。

15. 十全大补丸

【剂型】浓缩丸、大蜜丸

【成分】党参、白术(炒)、茯苓、甘草(蜜炙)、当归、白芍(酒炒)、川芎、熟地黄、黄芪(蜜炙)、肉桂。

【处方来源】[宋]《太平惠民和剂局方》。

【药理作用】增强免疫力、改善及促进造血功能、抗放射损伤、抗肿瘤、抗衰老、调节中枢神经活动、提高机体适应性、促进代谢、强壮等作用。

【功能主治】温补气血。用于气血两虚,面色苍白,气短心悸,头晕自汗,体倦乏力,四肢不温,月经量多。

【临床应用】用于抗衰老、抗癌辅助治疗及防治放化疗毒副反应、美尼尔氏综合征、纠正手术后低蛋白血症和贫血、白细胞减少症、慢性萎缩性胃炎、席汉氏综合征、胃下垂等。

【用法用量】浓缩丸:口服。一次 8~10 丸,一日 3 次。

大蜜丸:口服。一次 1 丸,一日 2~3 次。

【禁忌】孕妇忌用。身体壮实不虚者忌服。

【包装规格】浓缩丸:200 丸/瓶。

大蜜丸:9g×10 丸/盒。

【批准文号】浓缩丸:国药准字 Z62020795

大蜜丸:国药准字 Z62021114

【执行标准】浓缩丸:《中华人民共和国卫生部药品标准中药成方制剂》第七册 WS3-B-1274-93。

大蜜丸:《中华人民共和国药典》(2015 年版)一部。

【药品分类】OTC 乙类。

【医保】非医保。

16. 浓缩养荣丸

【剂型】浓缩丸

【成分】党参、白术(炒)、茯苓、甘草(蜜炙)、当归、白芍、熟地黄、黄芪(蜜炙)、肉桂、陈皮、远志、五味子、生姜、大枣(去核)。

【处方来源】[宋]《太平惠民和剂局方》。

【药理作用】主要有调节机体免疫功能、抗细胞老化等作用。

【功能主治】补气养血,健脾安神。用于脾肺虚损,气血不足,食欲不振,惊悸盗汗,健忘。

【临床应用】主要用于神经衰弱、风湿性心脏病、心律失常、贫血、肾炎、排尿性晕厥、慢性化脓性骨髓炎、月经不调等。

【用法用量】口服。一次 9 丸,一日 3 次。

【包装规格】200 丸/瓶。

【批准文号】国药准字 Z62020673

【执行标准】《中华人民共和国卫生部药品标准中药成方制剂》第二册 WS3-B-0357-90。

【药品分类】OTC 甲类。

【医保】非医保。

【特别提醒】排尿性晕厥:在排尿过程中突然发生短暂意识丧失称为排尿性晕厥,祖国医学谓"尿厥"。现代医学报道较多,尚无特效治疗。据报道,用本药治疗 25 例排尿性晕厥,痊愈 20 例,显效 3 例,有效 1 例,无效 1 例。

17. 人参养荣丸

【剂型】大蜜丸

【成分】人参、土白术、茯苓、炙甘草、当归、熟地黄、白芍(麸炒)、炙黄芪、陈皮、制远志、肉桂、五味子(酒蒸)。

【处方来源】[宋]《太平惠民和剂局方》。

【药理作用】主要有促进造血、抗氧化、降血脂、增强免疫功能、抗癌等作用。

【功能主治】温补气血。用于心脾不足,气血两亏,形瘦神疲,食少便溏,病后虚弱。

【临床应用】用于神经衰弱、风湿性心脏病、心律失常、贫血、肾炎、排尿性晕厥、慢性化脓性骨髓炎、月经不调等。凡有风寒、风热感冒,消化不良,烦躁不安等症,均不宜服用。

【用法用量】口服。一次 1 丸,一日 1~2 次。

【包装规格】9g×10 丸/盒。

【批准文号】国药准字 Z62021101

【执行标准】《中华人民共和国药典》(2015 年版)一部。

【药品分类】OTC 乙类。

【医保】国家乙类。

18. 养荣丸

【剂型】水丸

【成分】党参、黄芪(制)、熟地黄、当归(炒)、白术、茯苓、五味子(制)、远志、白芍、肉桂、陈皮、大枣、甘草(炙)、生姜。

【处方来源】经验方。

【药理作用】主要有调节机体免疫功能、抗细胞老化等。

【功能主治】温补气血。用于气血两亏,神倦,乏力,食减便溏。

【临床应用】用于神经衰弱、贫血、肾炎、月经不调等。

【用法用量】口服。一次 9g,一日 3 次。

【包装规格】9g/袋。

【批准文号】国药准字 Z62021094

【执行标准】《中华人民共和国卫生部药品标准中药成方制剂》第五册 WS3-B-0985-91。

【药品分类】OTC 甲类。

【医保】非医保。

19. 益虚宁片

【剂型】片剂

【成分】枸杞子、何首乌(黑豆汁制)、党参、当归、地黄、五味子、菟丝子、女贞子、牛膝、牡丹皮、麦冬、甘草。

【功能主治】养阴益气,补血安神。用于失眠少寝、头发脱落,耳鸣头晕,腰痛腿软。

20. 五加片

【剂型】片剂

【成分】本品为五加科植物倒卵叶五加和藤五加根的水浸膏片。

【功能主治】益气健脾,补肾安神。用于脾肾阳虚,体虚乏力,食欲不振,腰膝酸痛,失眠多梦。

21. 刺五加片

【剂型】片剂

【成分】刺五加浸膏。

【功能主治】益气健脾,补肾安神。用于脾肾阳虚,体虚乏力,食欲不振,腰膝酸痛,失眠多梦。

【医保】医保乙类。

22. 阿胶

【剂型】胶剂

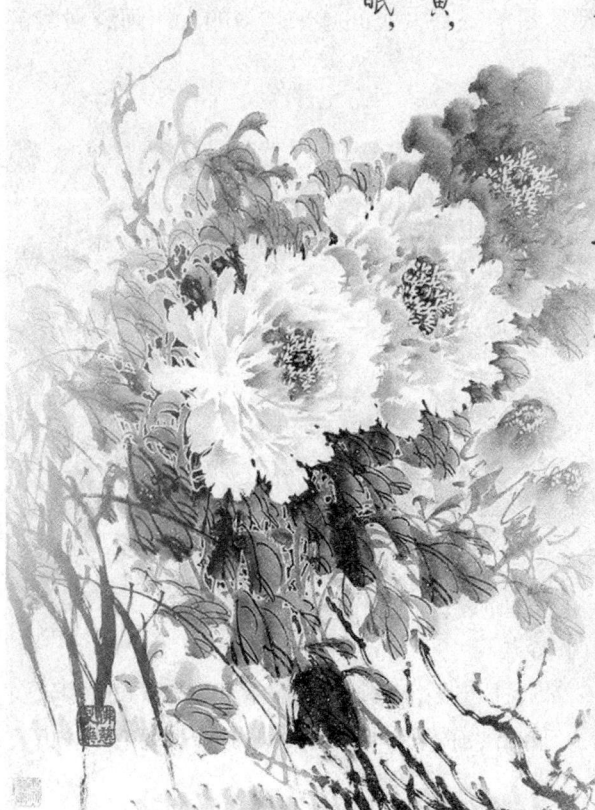

佛慈阿胶　慈心好胶

补血滋阴，润燥，止血。用于血虚姜黄，眩晕心悸，心烦不眠，肺燥咳嗽。

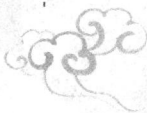

【成分】驴皮。

【处方来源】[汉]《神农本草经》。

【药理作用】主要有提高机体造血机能、增强免疫功能、抗疲劳、抗休克作用。

【功能主治】补血滋阴，润燥，止血。用于血虚萎黄，眩晕心悸，肌痿无力，心烦不眠，虚风内动，肺燥咳嗽，劳嗽咯血，吐血尿血，便血崩漏，妊娠胎漏。

【临床应用】主要用于治疗因血虚引起的病症如缺铁性贫血等，还用于妊娠期胎动不安、先兆流产、习惯性流产，月经病以及防治老年病。随着人们生活质量的提高，民间越来越多的人用阿胶强身健体、美容养颜。

【用法用量】3~9g。烊化兑服。

【包装规格】250g/盒。

【批准文号】国药准字 Z62020910

【执行标准】《中华人民共和国药典》(2015 年版)一部。

【药品分类】OTC 乙类。

【医保】非医保。

第二章　外科用药

第一节　痔疮用药

1. 消痔丸

【剂型】大蜜丸、水蜜丸

【成分】地榆(炒炭)、牡丹皮、三颗针皮(炒炭)、大黄(酒炒)、黄芪、白及、槐角(蜜炙)、防己、白术(炒)、当归(酒炒)、火麻仁(炒黄)、动物大肠。

【处方来源】经验方。

【药理作用】主要有补气、止血、止痛、抗菌、抗炎等。

【功能主治】消肿生肌,清热润便,补气固脱,止血,止痛。用于痔疾肿痛,便秘出血,脱肛不收以及肠风下血,积滞不化等症。

【临床应用】用于痔疾肿痛、便秘出血、脱肛不收以及肠风下血、积滞不化等症。

【用法用量】大蜜丸:口服。一次 1 丸,一日 3 次,小儿酌减。

　　　　　　水蜜丸:口服。一次 6g,一日 3 次,小儿酌减。

【包装规格】大蜜丸:9g×12 丸/盒。

　　　　　　水蜜丸:6g×12 袋/盒。

【批准文号】大蜜丸:国药准字 Z62021175

　　　　　　水蜜丸:国药准字 Z20033222

【执行标准】大蜜丸:《中华人民共和国卫生部药品标准中药成方制剂》第十五册 WS3-B-2980-98。

　　　　　　水蜜丸:国家食品药品监督管理局标准 YBZ03272003。

【药品分类】处方药。

【医保】医保乙类。

【特别提醒】痔疮是一种范围极广的常见病,发病率高,民间有"十人九痔"之说。近年来由于饮食结构及饮食习惯的改变,高热、辛辣、多油成为大部分国人的日常饮食口味,使痔疮的发病率明显上升。佛慈消痔丸疗效显著、迅速,无毒副作用,对瘀滞型内痔、外痔、混合痔有良好疗效,可解决内服传统药物见效慢而外用药物使用不便的问题。

2. **槐角丸**　　国家基本药物

【剂型】水蜜丸

【成分】槐角(炒)、地榆炭、黄芩、枳壳(炒)、当归、防风。

【处方来源】[宋]《太平惠民和剂局方》。

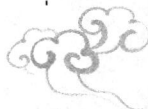

【药理作用】主要有抗炎、镇痛、止血等作用。

【功能主治】清肠疏风,凉血止血。用于血热所致的肠风便血、痔疮肿痛。

【临床应用】主要用于治疗痔疮便血、肛裂、血精、崩漏、痤疮、牙痛等。忌食生冷。

【用法用量】口服。一次 6g,一日 2 次。

【包装规格】6g/袋。

【批准文号】国药准字 Z62020771

【执行标准】《中华人民共和国药典》(2015 年版)一部。

【药品分类】OTC 乙类。

【医保】国家甲类。

3. 地榆槐角丸　国家基本药物

【剂型】大蜜丸

【成分】地榆炭、蜜槐角、炒槐花、大黄、黄芩、地黄、当归、赤芍、红花、防风、荆芥穗、麸炒枳壳。

【处方来源】经验方。

【药理作用】地榆炭煎剂可使凝血、出血时间明显缩短,并能收缩毛细血管;槐花能保持毛细血管的抵抗力,减少血管通透性,可使脆性增加而出血的毛细血管恢复正常的弹性,并有抗炎解痉等作用;槐角能促进血液凝固的速度,降低血管壁的渗透性;大黄能收缩血管,缩短血液凝固时间。

【功能主治】疏风凉血,泻热润燥。用于脏腑实热、大肠火盛所致的肠风便血、痔疮肛瘘、湿热便秘、肛门肿痛。

【临床应用】本方系清肠消痔通便剂,主要用于治疗痔疾肿痛、肛门痛痒、肠风痔漏下血,或大便带鲜血等疾患。孕妇忌服,三岁以下儿童慎用;忌烟、酒及辛辣食物;失血过多,身体虚弱者禁用。

【用法用量】口服。一次 1 丸,一日 2 次。

【包装规格】9 克×10 丸/盒。

【批准文号】国药准字 Z62021183

【执行标准】《中华人民共和国药典》(2015 年版)一部。

【药品分类】OTC 乙类。

【医保】国家甲类。

第二节　皮肤病用药

1. **防风通圣丸**　国家基本药物

【剂型】浓缩丸、水丸

【成分】防风、荆芥穗、薄荷、麻黄、大黄、芒硝、栀子、滑石、桔梗、石膏、川芎、当归、白芍、黄芩、连翘、甘草、白术(炒)。

【处方来源】[金]《宣明论方》。

【药理作用】本方的组成药味分别具有抗菌、抗病毒、解热、镇痛、消炎、抗过敏、调节免疫、泻下等作用。

【功能主治】解表通里,清热解毒。用于外寒内热,表里俱实,恶寒壮热,头痛咽干,小便短赤,大便秘结,瘰疬初起,风疹湿疮。

【临床应用】主要用于感冒、流行性感冒、荨麻疹、湿疹、头痛、感染性疾病、肥胖症等。

【用法用量】浓缩丸:口服。一次 8 丸,一日 2 次。

水丸:口服。一次 6g,一日 2 次。

【注意】孕妇慎用。

【包装规格】浓缩丸:200 丸/瓶。

水丸:6g/袋。

【批准文号】浓缩丸:国药准字 Z62020813

水丸:国药准字 Z62021188

【执行标准】浓缩丸:《中华人民共和国卫生部药品标准中药成方制剂》第十五册 WS3-B-2889-98

水丸:《中华人民共和国药典》(2015 年版)一部。

【药品分类】OTC 甲类。

【医　　保】非医保。防风通圣丸(颗粒)国家甲类。

2. 内消瘰疬丸　国家基本药物

【剂型】浓缩丸

【成分】夏枯草、玄参、大青盐、海藻、浙贝母、薄荷、天花粉、蛤壳(煅)、白蔹、连翘、大黄(熟)、甘草、地黄、桔梗、枳壳、当归、玄明粉;辅料为淀粉、蜂蜜。

【处方来源】研制方。

【药理作用】主要有抑菌消炎作用,尤其对结核杆菌抑制作用最强;解热镇痛作用;扩张血管,改善微循环,增强机体免疫功能和抗病能力。故本品有较好抗结核,促进结核消散及提高机体免疫机能等作用。

【功能主治】软坚散结。用于瘰疬痰核或肿或痛。

【临床应用】用于治疗颈、腋急慢性淋巴结炎,淋巴结核,乳腺增生症,乳房良性肿块,单纯性甲状腺肿等。亦可用于痈疖的早期治疗。

【用法用量】口服。一次 8 丸,一日 3 次。

【注意】孕妇忌用;大便稀溏者慎用。

【包装规格】200 丸/瓶。

【批准文号】国药准字 Z20026691

【执行标准】《国家药品监督管理局药品标准中成药地方标准上升国家标准部分(外科妇科分册)》WS-11126(ZD-1126)-2002。

【药品分类】处方药。

【医保】国家甲类。

阑尾消炎丸

【剂型】浓缩丸

【成分】金银花、大青叶、败酱草、蒲公英、鸡血藤、川楝子、大黄、木香、冬瓜子(麸炒)、桃仁(去皮)、赤芍、黄芩。

【处方来源】研制方。

【药理作用】具有促进肠道特别是阑尾的节律性蠕动、增加肠道血运、增强阑尾局部及全身非特异性吞噬活性、抗渗出及抗病原微生物等作用。上述作用有利于阑尾内异物排除、梗阻解除、血运改善、全身及局部抗感染、免疫功能增强、抑制细菌生长繁殖等,从而达到对阑尾炎的治疗目的。

【功能主治】清热解毒,散瘀消肿。用于急慢性阑尾炎。

【临床应用】用于急性单纯性阑尾炎、慢性阑尾炎急性发作、阑尾周围脓肿等。

【用法用量】口服。一次 6g,一日 3 次。

【注意】孕妇忌服。

【包装规格】200 丸/瓶。

【批准文号】国药准字 Z62021343

【执行标准】《中华人民共和国卫生部药品标准中药成方制剂》第九册 WS3-B-1855-94。

【药品分类】处方药。

【医保】非医保。

【特别提醒】阑尾炎是最常见的多发性外科疾病。人们一向认为:阑尾是人体中多余的退化器官,易发炎,招灾惹祸,所以发病后多主张切除。但近年来经科学家多方面的研究证实:切除阑尾,不但会使机体抵抗力下降,并易患感染和传染性疾病。所以要注意保护阑尾,阑尾发炎要着重采取保守疗法,非特殊情况不应采取切除法。因对阑尾的作用有了新认识,而今医生对发炎阑尾都努力使用消炎药处理,只有当可能引起腹膜炎时才动手术将其摘除。祖国医学认为,阑尾炎即古时所称的肠痈,并且用治疗肠痈的内服药治疗阑尾炎效果甚佳,就连日本的中医也有同样的认识。

第三章 妇科用药

第一节 月经不调、带下病用药

1. **逍遥丸** 国家基本药物

【剂型】浓缩丸、大蜜丸、水丸

【成分】柴胡、当归、白芍、白术(炒)、茯苓、薄荷、生姜、甘草(蜜炙)。

【处方来源】[宋]《太平惠民和剂局方》。

【药理作用】主要有调节内分泌、调节中枢神经系统、保肝、增加肠蠕动、减少抗癌剂顺铂的不良反应等作用。

【功能主治】疏肝健脾,养血调经。用于肝气不舒,胸胁胀痛,头晕目眩,食欲减退,月经不调。

【临床应用】临床主要用于情感性精神病、妇女腰痛及痛经、盆腔炎、慢性附件炎及卵巢囊肿、更年期综合征、乳腺增生、男性乳房发育症、肝炎、胆囊炎及胆石症、高脂血症、糖尿病、黧斑及黄褐斑等。

【用法用量】浓缩丸:口服。一次 8 丸,一日 3 次。

大蜜丸:口服。一次 1 丸,一日 2 次。

水丸:口服。一次 6~9g,一日 1~2 次。

【包装规格】浓缩丸:200 丸/瓶。

大蜜丸:9g×10 丸/盒。

水丸:6g/袋。

【批准文号】浓缩丸:国药准字 Z62020890

　　　　　　大蜜丸:国药准字 Z62021177

　　　　　　水丸:国药准字 Z62021176

【执行标准】浓缩丸:《中华人民共和国卫生部药品标准中药成方制剂》第十一册 WS3-B-2220-96。

　　　　　　大蜜丸:《中华人民共和国药典》(2015 年版)一部。

　　　　　　水丸:《中华人民共和国药典》(2015 年版)一部。

【药品分类】OTC 甲类。

【医保】国家甲类。

2. 加味逍遥丸

【剂型】大蜜丸

【成分】柴胡、当归、白芍、白术(麸炒)、茯苓、甘草、牡丹皮、栀子(姜炙)、薄荷。

【处方来源】[宋]《校注妇人良方》。

【药理作用】主要有解热、抗炎、抗菌、降谷丙转氨酶、利胆、抗胃溃疡、升高血中 cAMP 含量、降血脂、降血压、调节子宫机能等作用。

【功能主治】舒肝清热,健脾养血。用于肝郁血虚、肝脾不和引起的两胁胀痛,头晕目眩,倦怠食少,月经不调,脐腹胀痛。

【临床应用】用于肝炎、肝硬化、胆囊炎、胆石症、消化性溃疡、高脂血症、痛经、不孕症、情感性精神病及视力障碍等。虚寒体质者忌服。

【用法用量】口服。一次 1 丸,一日 2 次。

【注意】切忌气恼劳碌。忌食生冷油腻。

【包装规格】9 克×10 丸/盒。

【批准文号】国药准字 Z62021126

【执行标准】《中华人民共和国卫生部药品标准中药成方制剂》第十一册 WS3-B-2124-96。

【药品分类】OTC 甲类。

【医保】国家乙类。

3. 妇科养荣丸

【剂型】浓缩丸

【成分】当归、白术、熟地黄、川芎、白芍(酒炒)、香附(醋制)、益母草、黄芪、杜仲、艾叶(炒)、麦冬、阿胶、甘草、陈皮、茯苓、砂仁。

【处方来源】研制方。

【药理作用】主要有抗贫血、抗氧化、抗疲劳、强化机体适应能力、平衡内分泌激素水平、促进子宫创伤修复等作用。

【功能主治】补养气血,疏肝解郁,祛瘀调经。用于气血不足,肝郁不舒,月经不调,头晕目眩,血漏血崩,贫血身弱及不孕症。

【临床应用】用于贫血、功能性子宫出血、月经不调、产后恶露不尽、不孕症等。

【用法用量】口服。一次 8 丸,一日 3 次。

【包装规格】200 丸/瓶。

【批准文号】国药准字 Z62020817

【执行标准】《中华人民共和国卫生部药品标准中药成方制剂》第十五册 WS3-B-2893-98。

【药品分类】处方药。

【医保】非医保。

4. 浓缩当归丸

【剂型】浓缩丸

【成分】当归。

【处方来源】研制方。

【药理作用】当归及其制剂具有抗心律失常、扩张血管、抗血栓、抗贫血、降血脂、抗动脉硬化、保肝利胆、镇静、镇痛、抗炎、抗菌、抗辐射损伤、抗肿瘤、增强免疫力、神经系统调节、平滑肌松弛和对子宫双向性作用等。

【功能主治】补血活血,调经止痛。用于血虚萎黄,月经不调,经行腹痛。

【临床应用】主要用于抗心律失常、肌肉及关节疼痛、神经痛、头痛、外科手术后疼痛、缺血性脑中风、脑血栓栓塞、脑震荡后遗症、失眠、各种炎症、高血脂、肺心病、皮肤病、肛裂、子宫脱垂、遗尿症、月经不调、痛经等病证。

【用法用量】口服。一次 10~20 丸,一日 2 次。

【包装规格】200 丸/瓶。

【批准文号】国药准字 Z62020672

【执行标准】《中华人民共和国卫生部药品标准中药成方制剂》第十七册 WS3-B-3279-98。

【药品分类】OTC 乙类。

【医保】国家乙类。

5. 暖宫孕子丸

【剂型】浓缩丸

【成分】熟地黄、香附(醋炙)、当归、川芎、白芍(酒炒)、阿胶、艾叶(炒)、杜仲(炒)、续断、黄芩。

【处方来源】研制方。

【药理作用】主要有调节子宫平滑肌、抑菌等作用。

【功能主治】滋阴养血,温经散寒,行气止痛。用于血虚气滞,腰酸疼痛,经血不调,赤白带下,子宫寒冷,久不受孕等症。

【临床应用】主要用于因宫寒导致的不孕、月经不调、痛经、闭经、带下等病。

【用法用量】口服。一次 8 丸,一日 3 次。

【注意】1.孕妇忌服。2.未见本品对子代安全性研究资料,请在医生指导下用药。

用药指南
YONGYAO ZHINAN

【包装规格】200 丸/瓶。

【批准文号】国药准字 Z62020674

【执行标准】《中华人民共和国卫生部药品标准中药成方制剂》第二册 WS3-B-0450-90。

【药品分类】处方药。

【医保】非医保。

【特别提醒】宫寒是导致女性不孕症的常见原因之一。现在导致宫寒的原因主要是不良的生活方式,如爱吃冷饮、贪凉,将空调温度调得过低,或是为了漂亮穿露脐装、冬天衣着单薄等。子宫是女人身体里最怕冷的地方,受到寒冷的刺激,就易因寒冷邪气侵袭而出现宫寒。"寒冰之地草木不生",就如同在寒冷的冬天,再撒种、施肥、松土,种子也不会发芽。佛慈暖宫孕子丸通过调理子宫环境,治疗妇女因宫寒导致的不孕症,在临床上还应用于月经不调、痛经、闭经、带下等病。

6. 八珍丸　国家基本药物

【剂型】浓缩丸、水蜜丸

【成分】党参、茯苓、白术(麸炒)、熟地黄、白芍、当归、川芎、甘草。

【处方来源】[明]《正体类要》。

【药理作用】具有强心、改善造血机能、调节子宫功能等作用。

【功能主治】补气益血。用于气血两虚,面色萎黄,食欲不振,四肢乏力,月经过多。

【临床应用】用于月经失调、习惯性流产、久病体虚、贫血等。

【用法用量】浓缩丸:口服。一次 8 丸,一日 3 次。

　　　　　　水蜜丸:口服。一次 6g,一日 2 次。

【包装规格】浓缩丸:200 丸/瓶。

　　　　　　水蜜丸:6g×10 袋/盒。

【批准文号】浓缩丸:国药准字 Z62020640

　　　　　　水蜜丸:国药准字 Z62020591

水蜜丸:《中华人民共和国药典》(2015 年版)一部。

【药品分类】OTC 乙类。

【医保】国家甲类。

7. 二益丸

【剂型】大蜜丸、水蜜丸

【成分】肉豆蔻(煨)、山柰、砂仁(盐水炙)、海螵蛸、附子(黑顺片)、橘红、蛇床子(盐水炒)、木香、甘草(蜜制)、白芷、龙骨(煅)、肉桂、吴茱萸(盐水炒)、当归(酒浸)、花椒(微炒)、丁香、细辛、母丁香、檀香、豆蔻、枯矾、朱砂。

【处方来源】经验方。

【药理作用】主要有调节子宫机能、镇痛、增强免疫力等作用。

【功能主治】调经止带,温暖子宫。用于经脉不调,行经腹痛,瘀血痨症,下元虚寒,腰膝酸痛,赤白带下。

【临床应用】本品为专治妇科寒证之剂。临床多用于治疗痛经、带下等病。孕妇忌服。

【用法用量】大蜜丸:黄酒或温开水送服,一次 1~2 丸,一日 2 次。

水蜜丸:黄酒或温开水送服,一次 12~24 丸,一日 2 次。

【注意】孕妇忌服。

【包装规格】大蜜丸:4g×10 丸/盒。

水蜜丸:24 丸×3 板/盒。

【批准文号】大蜜丸:国药准字 Z62021186

水蜜丸:国药准字 Z20044163

【执行标准】大蜜丸:《中华人民共和国卫生部药品标准中药成方制剂》第一册 WS3-B-0004-89。

水蜜丸:《国家食品药品监督管理局标准（试行)》

131

YBZ11392004。

【药品分类】处方药。

【医保】国家乙类。

8. 艾附暖宫丸　国家基本药物

【剂型】大蜜丸、水蜜丸

【成分】艾叶(炭)、醋香附、制吴茱萸、肉桂、当归、川芎、白芍(酒炒)、地黄、炙黄芪、续断。

【处方来源】〔宋〕《仁斋直指方论》。

【药理作用】主要有调节子宫平滑肌、抑菌等作用。

【功能主治】理气养血,暖宫调经。用于血虚气滞、下焦虚寒所致的月经不调、痛经,症见行经后错、经量少、有血块、小腹疼痛、经行小腹冷痛喜热、腰膝酸痛。

【临床应用】临床用于不孕症、痛经、腹痛、带下等病。实热证禁用。服药期间忌食生冷食物,避免受寒。

【用法用量】大蜜丸:口服。一次 1 丸,一日 2~3 次。

水蜜丸:口服。一次 6g,一日 2~3 次。

【包装规格】大蜜丸:9g×10 丸/盒。

水蜜丸:6g/袋。

【批准文号】大蜜丸:国药准字 Z62021037

水蜜丸:国药准字 Z20043164

【执行标准】大蜜丸:《中华人民共和国药典》(2015 年版)一部。

水蜜丸:《国家食品药品监督管理局标准（试行）》YBZ02022003。

【药品分类】OTC 甲类。

【医保】国家甲类。

9. 八珍益母丸　国家基本药物

【剂型】大蜜丸

【成分】益母草、党参、炒白术、茯苓、甘草、当归、酒白芍、川芎、熟地黄。

【处方来源】[明]《景岳全书》卷六十一方。

【药理作用】主要有扩张血管、抑制血小板聚集、刺激网状内皮系统吞噬功能、兴奋子宫等作用。

【功能主治】益气养血，活血调经。用于气血两虚兼有血瘀所致的月经不调，症见月经周期错后、行经量少、淋漓不净、精神不振、肢体乏力。

【临床应用】临床用于月经不调。孕妇慎用，月经频至且经量多者忌服。忌恼怒及生冷食物、寒凉药物。

【用法用量】口服。一次 1 丸，一日 2 次。

【包装规格】9 克×10 丸/盒。

【批准文号】国药准字 Z62021030

【执行标准】《中华人民共和国药典》(2015 年版)一部。

【药品分类】OTC 甲类。

【医保】国家甲类。

10. 调经补血丸

【剂型】大蜜丸

【成分】当归(酒制)、白术(土炒)、香附(制)、熟地黄(酒制)、益母草、木香、续断、丹参、鸡血藤膏。

【处方来源】经验方。

【药理作用】主要有调节子宫机能、镇痛等作用。

【功能主治】理气，养血，通经。用于血虚气滞，月经不调，腰酸腹痛。

【临床应用】本方系对于素体气血不足，又兼肝气不舒之妇科病患者所设，为临床调经养血之常用药。孕妇忌服。

【用法用量】口服。一次 1 丸，一日 3 次。

【包装规格】4.5g×6 丸/盒。

【批准文号】国药准字 Z62021164

【执行标准】《中华人民共和国卫生部药品标准中药成方制剂》第九册 WS3-B-1823-94。

【药品分类】OTC 甲类。

【医保】非医保。

11. 固经丸

【剂型】水蜜丸

【成分】盐关黄柏、酒黄芩、麸炒椿皮、醋香附、炒白芍、醋龟甲。

【处方来源】[明]《医学入门》。

【药理作用】主要有抗菌、抗炎、抗变态反应、解痉镇痛、增强免疫功能等作用。

【功能主治】滋阴清热,固经止带。用于阴虚血热,月经先期,经血量多、色紫黑,赤白带下。

【临床应用】用于功能性子宫出血、女性生殖器官炎症、人流术后月经过多等。气血虚弱者慎用,忌食辛辣油腻食物。

【用法用量】口服。一次 6g,一日 2 次。

【包装规格】6g/袋。

【批准文号】国药准字 Z62020925

【执行标准】《中华人民共和国药典》(2015 年版)一部。

【药品分类】OTC 甲类。

【医保】国家乙类。

12. 九气拈痛丸

【剂型】水丸

【成分】醋香附、木香、高良姜、陈皮、郁金、醋莪术、醋延胡索、槟榔、甘草、五灵脂(醋炒)。

【处方来源】[宋]《鸡峰普济方》。

【药理作用】主要有镇痛、促进肠蠕动及胃液分泌、抑制溃疡、抗炎及子宫收缩等作用。

【功能主治】理气,活血,止痛。用于气滞血瘀导致的胸胁胀满疼痛、痛经。

【临床应用】用于痛经、急慢性胃炎、肋间神经痛等。胃热引起的疼痛不宜使用本药;忌食生、冷、油腻之品;孕妇禁用。

【用法用量】口服。一次 6~9g,一日 2 次。

【包装规格】9g/袋。

【批准文号】国药准字 Z62021132

【执行标准】《中华人民共和国药典》(2015 年版)一部。

【药品分类】处方药。

【医保】非医保。

13. 香附丸

【剂型】水丸

【成分】醋香附、当归、川芎、炒白芍、熟地黄、炒白术、砂仁、陈皮、黄芩。

【处方来源】[明]《景岳全书》四制香附丸加减。

【药理作用】主要有扩张血管、改善血液流变学、调节子宫平滑肌等作用。

【功能主治】舒肝健脾,养血调经。用于肝郁血虚、脾失健运所致的月经不调、月经前后诸症,症见经行前后不定期、经量或多或少、有血块,经前胸闷、心烦、双乳胀痛、食欲不振。

【临床应用】用于痛经、月经不调等。

【用法用量】用黄酒或温开水送服。一次 6~9g,一日 2 次。

【包装规格】6g/袋。

【批准文号】国药准字 Z62020788

【执行标准】《中华人民共和国药典》(2015 年版)一部。

【药品分类】OTC 甲类。

【医保】国家乙类。

14. 白带丸

【剂型】水丸

【成分】黄柏(酒炒)、椿皮、白芍、当归、醋香附。

【处方来源】研制方。

【药理作用】以清热燥湿、固经止带、杀虫的椿皮为君药,臣以治疗下焦湿热的黄柏,佐以调经理血的当归,敛脾补肝、合经通脉的白芍,疏肝解郁、调畅气机的香附。药理研究发现,方中黄柏、白芍、当归、香附均有抑菌作用,且黄柏对阴道滴虫还有抑制作用。诸药共奏清热燥湿、理血调经、止带之功效。

【功能主治】清热,除湿,止带。用于湿热下注所致的带下病,症见带下量多、色黄、有味。

【临床应用】用于治疗妇女带下过多、阴部瘙痒、宫颈炎、宫颈糜烂、霉菌性或滴虫性阴道炎及慢性盆腔炎。忌食生冷、少进油腻;肾虚带下不宜选用。

【用法用量】口服。一次 6g,一日 2 次。

【包装规格】6g/袋。

【批准文号】国药准字 Z62020593

【执行标准】《中华人民共和国药典》(2015 年版)一部。

【药品分类】OTC 甲类。

【医保】非医保。

15. 花百胶囊

【剂型】胶囊剂

【成分】金银花、百部、黄柏、马勃、僵蚕、乌梅、蒲黄、硼砂、冰片。

【处方来源】研制方。

【药理作用】主要有抑菌、抗炎、解热镇痛、止痒、改善微循环、提高非特异性免疫和细胞免疫功能等作用。

【功能主治】清热解毒,燥湿止带,杀虫止痒,活血止痛。用于细菌性阴道病、滴虫性阴道炎、霉菌性阴道炎属湿热下注证,症见带下量多,阴部瘙痒等。

【临床应用】用于湿热下注证,细菌性阴道病、滴虫性阴道炎、霉菌性阴道炎等。孕妇慎用;经期及经净后三天内禁用。

【用法用量】晚上临睡前洗净外阴,将本品塞入阴道内,一天一次,一次 1 粒。7 天为一疗程。

【包装规格】7 粒×1 板/盒。

【批准文号】国药准字 Z20040127

【执行标准】国家食品药品监督管理局标准 YBZ12782004-2009Z。

【药品分类】OTC 甲类。

【医保】国家乙类。

【特别提醒】佛慈花百胶囊为纯中药、纯植物胶囊外用剂,具有疗效确切、安全、体积小、重量轻、使用方便、便于携带等特性,是治疗妇科阴道炎症的一剂良药。

16. 妇康宁片

【剂型】片剂

【成分】白芍、香附、当归、三七、醋艾炭、麦冬、党参、益母草。

【功能主治】养血理气,活血调经。用于血虚气滞所致的月经不调,症见月经周期后错、经血量少、有血块、经期腹痛。

【用法用量】口服。一次 8 片,一日 2~3 次;或经前 4~5 天服用。

【批准文号】国药准字 Z62021194

【执行标准】《中华人民共和国药典》(2015 年版)一部。

【药品分类】OTC 甲类。

【医保】非医保。

17. 元胡止痛片　　国家基本药物

【剂型】片剂

【成分】醋延胡索、白芷。

【处方来源】研制方。

【药理作用】主要有镇痛、镇静、催眠、抗溃疡、抑制胃液分泌等作用。

【功能主治】理血,活血,止痛。用于气滞血瘀引起的胃痛、肋痛、痛经等。

【临床应用】主要用于由气滞血瘀所致的多种疼痛及多种非外科性疼痛、浅表性胃炎、消化性溃疡、月经痛等。

【用法用量】口服。一次 4~6 片,一日 3 次,或遵医嘱。

【包装规格】100 片/瓶,24 片/袋。

【批准文号】国药准字 Z62020886

【执行标准】《中华人民共和国药典》(2015 年版)一部。

【药品分类】OTC 甲类。

【医保】国家乙类。

18. 当归片

【剂型】片剂

【成分】当归。

【处方来源】研制方。

【药理作用】具有抗心律失常、扩张血管、抗血栓、抗贫血、降血脂、抗动脉硬化、保肝利胆、镇静、镇痛、抗炎、抗菌、抗辐射损伤、抗肿瘤、增强免疫力、神经系统调节、平滑肌松弛和对子宫双向性作用等。

【功能主治】补血活血,调经止痛。用于血虚引起的面色萎黄,眩晕心悸,月经不调,痛经。

【临床应用】临床主要用于心律失常、缺血性脑中风、脑动脉硬化、血栓栓塞、高血压、高血脂、软组织损伤、腰腿痛、神经痛、头痛、皮肤病、妇科病、肝病、肾炎、十二指肠溃疡、突发性耳聋、肛裂、遗尿、胸外手术后止痛、失眠等病症。

【用法用量】口服。一次 3~4 片,一日 3 次。

【包装规格】100 片/瓶。

【批准文号】国药准字 Z20023031;国药准字 Z62020655

【执行标准】《国家药品监督管理局国家药品标准》WS3-B-3819-2002;《中华人民共和国卫生部药品标准中药成方制剂》第二十册WS3-B-3819-98。

【药品分类】OTC 乙类。

【医保】国家乙类。

19. 妇科十味片　国家基本药物

【剂型】片剂

【成分】醋香附、川芎、当归、醋延胡索、白术、甘草、大枣、白芍、赤芍、熟地黄、碳酸钙。

【处方来源】本方由四物汤加味而成。

【药理作用】具有增强机体免疫力、镇痛、抗炎等作用。现代药理研究证实，四物汤具有促进人体细胞免疫反应，抑制变态反应性炎症，提高机体抵抗力等作用。香附、延胡索、赤芍能抑制子宫收缩，松弛子宫平滑肌而具有解痉镇痛的功能。

【功能主治】养血舒肝，调经止痛。用于血虚肝郁所致月经不调、痛经、月经前后诸证，症见行经后错，经水量少，有血块，行经小腹疼痛，血块排出痛减，经前双乳胀痛、烦躁、食欲不振。

【临床应用】临床主要用于治疗妇女月经不调、痛经等。

【用法用量】口服。一次 4 片，一日 3 次。

【包装规格】100 片/瓶。

【批准文号】国药准字 Z62020816

【执行标准】《中华人民共和国药典》(2015 年版)一部。

【药品分类】OTC 甲类。

【医保】医保甲类。

20. 养血当归糖浆

【剂型】糖浆剂

【成分】当归、白芍、熟地黄、茯苓、甘草(蜜炙)、党参、黄芪、川芎。

【处方来源】研制方。

【药理作用】主要有促进造血功能、增强免疫力、扩张血管、抑制血小板聚集及抗血栓形成、抗炎、镇痛、抑菌、解毒等作用。

【功能主治】补气血,调经。用于贫血虚弱,产后体虚,萎黄肌瘦,月经不调,行经腹痛,产后血虚。

【临床应用】用于失血过多,或脾虚化源不足,或久病大病之后气血亏虚诸疾。临床用于虚劳、失血后血虚、月经不调或闭经、眩晕等症。忌恼怒及辛辣、生冷食物;感冒发热者勿用。

【用法用量】口服。一次 10ml,一日 3 次。

【包装规格】100ml/瓶。

【批准文号】国药准字 Z62020881

【执行标准】《中华人民共和国卫生部药品标准中药成方制剂》第二册 WS3-B-0358-90。

【药品分类】OTC 甲类。

【医保】非医保。

21. 益母颗粒

【剂型】颗粒剂

【成分】益母草、当归、川芎、木香。

【处方来源】研制方。

【药理作用】主要有改善血液流变学、抑制血小板聚集及抗血栓形成等作用。

【功能主治】活血调经,行气止痛。用于气滞血瘀,月经不调,痛经,产后瘀血腹痛。

【临床应用】用于妇产科疾病、冠心病、心绞痛等症。孕妇禁用,崩漏经多而无瘀滞、血寒血虚无瘀者不宜用。

【用法用量】开水冲服,一次 14g,一日 2 次。

【注意】孕妇及月经过多者忌服。

【包装规格】14g×10 袋/盒。

【批准文号】国药准字 Z62020883

【执行标准】《中华人民共和国卫生部药品标准中药成方制剂》第九册 WS3–B–1812–94。

【药品分类】OTC 甲类。

【医保】国家乙类。

22. **益母草膏**　国家基本药物

【剂型】膏剂

【成分】本品为益母草经加工制成的煎膏。

【处方来源】研制方。

【药理作用】主要有兴奋子宫、抗心肌缺血、降低血液黏度、抗血栓形成等作用。

【功能主治】活血调经。用于血瘀所致的月经不调、产后恶露不绝,症见月经量少、淋漓不净、产后出血时间过长;产后子宫复旧不全见上述证候者。

【临床应用】用于妇产科疾病、急慢性肾炎、冠心病、高血压等。孕妇禁用,崩漏经多而无瘀滞、血寒血虚无瘀者不宜用。

【用法用量】口服。一次 10g,一日 1~2 次。

【注意】孕妇及月经过多者忌服。

【包装规格】250g/瓶。

【批准文号】国药准字 Z62020882

【执行标准】《中华人民共和国药典》(2015 年版)一部。

【药品分类】OTC 甲类。

【医保】国家甲类。

第二节　产后用药

1. 生化丸

【剂型】大蜜丸

【成分】当归、川芎、桃仁、干姜(炒炭)、甘草。

【处方来源】[清]《傅青主女科》。

【药理作用】主要有对子宫重量的影响、增强子宫平滑肌收缩、对子宫组织形态影响、抗血栓形成、补血、抗炎及镇痛作用。

【功能主治】养血祛瘀。用于产后受寒恶露不行或行而不畅,夹有血块,小腹冷痛。

【临床应用】用于胎盘残留、人流及引产等阴道出血、子宫复旧不良、子宫内膜炎、子宫肌瘤及肥大症、宫外孕、产后尿潴留等症。宜用于产后受寒而有瘀滞者,不可作为产后养血调经的必用方。血热而有瘀滞者忌用。

【用法用量】口服。一次 1 丸,一日 3 次。

【包装规格】9g×10 丸/盒。

【批准文号】国药准字 Z62021106

【执行标准】《中华人民共和国卫生部药品标准中药成方制剂》第一册 WS3-B-0055-89。

【药品分类】处方药。

【医保】国家乙类。

2. 生乳汁

【剂型】糖浆剂

【成分】当归、地黄、黄芪(蜜炙)、党参、玄参、麦冬、穿山甲(制)、知母。

【处方来源】经验方。

【药理作用】主要有促进乳汁分泌、增强免疫力、提高血清催乳素的分泌等作用。

【功能主治】补气养血,滋阴通乳。用于产后阴血亏虚,乳汁稀薄,短少。

【临床应用】用于产后乳汁不通、乳汁不足及体虚等症。

【用法用量】口服。一次 100ml,一日 2 次。

【注意】忌气恼,忌食辛辣食物。

【包装规格】100ml/瓶。

【批准文号】国药准字 Z62020794

【执行标准】《中华人民共和国卫生部药品标准中药成方制剂》第三册 WS3-B-0528-91。

【药品分类】处方药。

【医保】国家乙类

第三节　更年期前后诸症用药

更年乐片

【剂型】片剂

【成分】淫羊藿、牡蛎、知母、金樱子、黄柏、车前子、人参、桑椹、当归、核桃仁、鹿茸、补骨脂、续断、首乌藤、白芍、首乌(制)、牛膝、甘草、熟地黄。

【药理作用】主要具有提高内分泌机能、调节中枢神经系统及增强免疫机能等作用。

【功能主治】养心养肾、调补冲任。用于更年期出现的夜寐不安,心悸、耳鸣,多疑善感,烘热汗出,烦躁易怒,腰背酸痛等症。

【用法用量】口服,一次 4 片,一日 3 次。

【批准文号】国药准字 Z20053361

【执行标准】《中华人民共和国卫生部药品标准中药成方制剂》第十五册 WS3-B-2901-98。

第四章　儿科用药

第一节　小儿感冒用药

1. 小儿感冒颗粒

【剂型】颗粒剂

【成分】广藿香、菊花、连翘、大青叶、板蓝根、地黄、地骨皮、白薇、薄荷、石膏。

【处方来源】经验方。

【药理作用】主要有抑菌、抗炎、解热等作用。

【功能主治】疏风解表,清热解毒。用于小儿风热感冒,症见发热重、头胀痛、咳嗽痰黏、咽喉肿痛;流感见上述证候者。

【临床应用】用于小儿感冒、流感、急性扁桃体炎、急性咽喉炎等。风寒感冒及体虚而无实火热毒者忌服。

【用法用量】开水冲服。一岁以内一次 6g,一岁至三岁一次 6~12g,四岁至七岁一次 12~18g,八岁至十二岁一次 24g,一日 2 次。

【包装规格】6g×20 袋/盒;12g×10 袋/盒。

【批准文号】国药准字 Z62020872;国药准字 Z62020873

【执行标准】《中华人民共和国药典》(2015 年版)一部。

【药品分类】OTC 乙类。

【医保】国家乙级。

2. 五粒回春丸

【剂型】小蜜丸

【成分】水牛角浓缩粉、黄连、黄芩、关木通、大青叶、地黄、葛根、玄参、赤芍、天花粉、柴胡、淡豆豉、荆芥穗、前胡、西河柳、桔梗、浙贝母、牛蒡子(炒)、羚羊角。

【处方来源】经验方。

【药理作用】主要有抑菌、抗炎、镇咳、解热、镇静等作用。

【功能主治】解肌透表,清热化痰。用于感冒发烧,鼻流清涕,隐疹不出,发烧咳嗽。

【临床应用】本方是治疗麻疹疹出不畅的常用药物,并可用于小儿感冒、高热不退、里热炽盛引起的急热惊风等证。忌风寒及一切荤食面食。

【用法用量】口服。一岁一次服一粒;两岁一次服 2 粒;三岁以上一次服 5 粒,一日 2 次。

【注意】服药避风,发疹、有便泻者忌服。

【包装规格】200 丸/瓶。

【批准文号】国药准字 Z62021171

【执行标准】卫生部药品标准中药成方制剂第十五册 WS3-B-2848-98。

【药品分类】处方药。

【医保】国家乙级。

第二节　小儿咳嗽用药

1. 小儿清肺止咳片

【剂型】片剂

【成分】紫苏叶、菊花、葛根、川贝母、炒苦杏仁、枇杷叶、炒紫苏子、蜜桑白皮、前胡、射干、栀子(姜炙)、黄芩、知母、板蓝根、人工牛黄、冰片。

【功能主治】清热解表,止咳化痰。用于小儿外感风热、内闭肺火所致的身热咳嗽、气促痰多、烦躁口渴、大便干燥。

【用法用量】口服。周岁以内一次 1—2 片，一至三岁一次 2~3 片，三岁以上一次 3~5 片，一日 2 次。

【执行标准】《中华人民共和国药典》(2015 年版)一部。

【批准文号】国药准字 Z62021082

【药品分类】处方药。

【医保】非医保。

2. 小儿咳喘灵颗粒

【剂型】颗粒剂

【成分】麻黄、金银花、苦杏仁、板蓝根、石膏、甘草、瓜蒌。

【处方来源】研制方。

【药理作用】主要有镇咳、平喘、抗炎作用。

【功能主治】宣肺清热，止咳，祛痰，平喘。用于上呼吸道感染，支气管炎，肺炎，咳嗽等。

【临床应用】用于支气管肺炎、急性支气管炎，中医分型为风热闭肺型者。

【用法用量】开水冲服，2 岁以内一次 1g，3 至 4 岁一次 1.5g，5 至 7 岁一次 2g。一日 3~4 次。

【包装规格】2g×30 袋/盒;6g×10 袋/盒;10g×10 袋/盒。

【批准文号】国药准字 Z62020875;国药准字 Z62020876;国药准字 Z62020753

【执行标准】《中华人民共和国卫生部药品标准中药成方制剂》第四册 WS3-B-0688-91。

【药品分类】OTC 甲类。

【医保】国家乙级。

3. 小儿百部止咳糖浆

【剂型】糖浆剂

【成分】蜜百部、苦杏仁、桔梗、桑白皮、麦冬、知母、黄芩、陈皮、甘草、制天南星、枳壳(炒)。

【处方来源】经验方。

【药理作用】主要有镇咳、抗炎、祛痰、提高机体免疫力等作用。

【功能主治】清肺,止咳、化痰。用于小儿痰热蕴肺所致的咳嗽、顿咳,症见咳嗽、痰多、痰黄黏稠、咯吐不爽,或痰咳不已、痰稠难出;百日咳见上述证候者。

【临床应用】用于小儿痰热蕴肺所致的咳嗽、顿咳、百日咳等症。

【用法用量】口服。2岁以上一次10ml,2岁以内一次5ml,一日3次

【包装规格】100ml/瓶。

【批准文号】国药准字 Z62020811

【执行标准】《中华人民共和国药典》(2015年版)一部。

【药品分类】处方药。

【医保】非医保。

第三节　小儿消化不良用药

1. 肥儿丸

【剂型】大蜜丸

【成分】煨肉豆蔻、木香、六神曲(炒)、炒麦芽、胡黄连、槟榔、使君子仁。

【处方来源】[宋]《太平惠民和剂局方》。

【药理作用】主要有助消化、驱虫和抗菌作用。

【功能主治】健胃消积,驱虫。用于小儿消化不良,虫积腹痛,面黄肌瘦,食少腹胀泄泻。

【临床应用】用于消化不良、小儿积食、虫积腹痛、食少、泄泻、发热口臭、面黄肌瘦等症。本品为驱虫消积药,不可作为补品长期服用,非因虫积所致消化不良不宜用;与本品仅一字之差的"肥儿散",是以调中为主的成药,具有健脾、和胃、止泻的作用,两者一攻一补,临证要分辨清楚;忌生冷、油腻食物。

【用法用量】口服。一次 1~2 丸，一日 1~2 次；三岁以内小儿酌减。

【包装规格】3g×10 丸/盒。

【批准文号】国药准字 Z62021189

【执行标准】《中华人民共和国药典》(2015 年版)一部。

【药品分类】处方药。

【医保】非医保。

2. 复方黄芪健脾口服液

【剂型】口服液

【成分】黄芪、莱菔子(炒)、白术(炒)、山楂(炒)、山药(炒)、桑叶、大枣。

【处方来源】研制方。

【药理作用】主要有助消化、提高免疫功能等作用。

【功能主治】益气固表,健脾消食。用于小儿脾胃虚弱所致的厌食,易反复外感,营养不良的辅助治疗。

【临床应用】主要用于儿童厌食症、反复呼吸道感染(简称"复感儿")、营养不良等。

【用法用量】口服。3 岁以下,一次 5~10 毫升;3 岁以上,一次 10~20 毫升,每日 2 次,用时摇匀。

【注意】本品久贮可产生少量轻摇易散的沉淀,不影响其内在质量及疗效,用时应摇匀;忌食生冷油腻及不易消化食物;婴儿及糖尿病患儿应在医师指导下服用;感冒时不宜服用。

【包装规格】10ml×10 支/盒。

【批准文号】国药准字 B20020561

【执行标准】《国家药品监督管理局标准 (试行)》WS–5541 (B–0541)–2002。

【药品分类】OTC 甲类。

【医保】非医保。

【特别提醒】复方黄芪健脾口服液是兰州大学第一医院名老中医

吃饭香 少感冒

益气固表，健脾消食。

用于小儿脾胃虚弱所致的厌食，

易反复外感，营养不良的辅助治疗。

佛慈复方黄芪健脾口服液

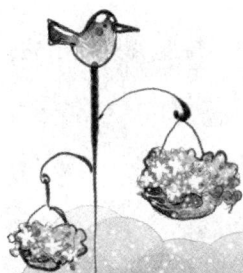

结合小儿疾病特点及临床实践经验,总结研制而来,以一方治疗厌食症、"复感儿"、营养不良。本品为口服液,剂型好,口感好,服用剂量小,疗效确切,无毒副作用,易为小儿及家长接受,是用于儿童厌食症、反复呼吸道感染、营养不良等儿童营养性疾病辅助治疗的一剂良药。

3. 小儿化滞散

【剂型】散剂

【成分】山楂(炒)、麦芽(炒)、六神曲(麸炒)、槟榔(炒)、鸡内金(醋炙)、牵牛子(炒)、木香、砂仁、陈皮、熟大黄。

【处方来源】经验方。

【药理作用】主要有改善消化功能的作用。

【功能主治】健脾和胃,消食化滞。用于脾胃不和,伤食伤乳,呕吐腹痛,腹胀便秘。

【临床应用】临床多用于小儿消化不良、厌食、积聚等症。忌食生冷油腻及不易消化食物。

【用法用量】红糖水冲服,4~6 岁一次 3g,1~3 岁一次 1.5g,1 周岁以内酌减,一日 2 次。

【包装规格】3g/袋。

【批准文号】国药准字 Z62020752

【执行标准】《中华人民共和国卫生部药品标准中药成方制剂》第二册 WS3-B-0189-90。

【药品分类】OTC 甲类。

【医保】非医保。

4. 婴儿健脾散

【剂型】散剂

【成分】白扁豆(炒)、山药、白术(炒)、鸡内金(炒)、川贝母、木香(炒)、碳酸氢钠、牛黄。

【处方来源】经验方。

【药理作用】主要有促进生长、调节肠胃机能等作用。

【功能主治】健脾，消食，止泻。用于婴儿腹泻属脾虚挟滞证候者，症见：大便次数增多、粪质稀、气臭含有未化之物、面色不华、乳食少进、腹胀腹痛、睡眠不宁。

【临床应用】用于婴儿腹泻、消化不良等属脾胃虚弱者。忌食生冷油腻及不易消化食物。

【用法用量】口服。一次 0.5g，一日 2 次。

【包装规格】0.5g/袋。

【批准文号】国药准字 Z62020760

【执行标准】《中华人民共和国卫生部药品标准中药成方制剂》第六册 WS3-B-1230-92。

【药品分类】OTC 甲类。

【医保】非医保。

第四节　小儿惊风用药

1. 万氏牛黄清心丸

【剂型】大蜜丸、浓缩丸

【成分】牛黄、朱砂、黄连、栀子、郁金、黄芩。

【处方来源】[元]《痘疹世医心法》。

【药理作用】本方各单味药分别具有抗病原微生物、抗炎、降压、解热、镇惊、镇静等作用。

【功能主治】清热解毒，镇惊安神。用于热入心包、热盛动风证，症见高热烦躁、神昏谵语及小儿高热惊厥。

【临床应用】万氏牛黄清心丸是临床上广泛使用的治疗小儿高热惊厥的中成药，也用于治疗流行性乙型脑炎、麻疹病毒性脑炎、麻疹后并发支气管性肺炎、百日咳并发脑膜脑炎等。

【用法用量】浓缩丸：口服。一次 4 丸，一日 2~3 次。小儿酌减。

大蜜丸：口服。一次 1 丸，一日 2~3 次。

用药指南　YONGYAO ZHINAN

【禁忌】孕妇慎用。

【包装规格】浓缩丸:200 丸/瓶。

　　　　　　大蜜丸:3g×10 丸/盒。

【批准文号】浓缩丸:国药准字 Z62020803

　　　　　　大蜜丸:国药准字 Z62021169

【执行标准】浓缩丸,大蜜丸:《中华人民共和国药典》(2015 年版)一部。

【药品分类】处方药。

【医保】国家乙类。

【特别提醒】小儿惊厥是小儿时期常见的一种以抽搐伴神昏为特征的证候,又称惊风,俗名抽风。古代医家认为惊风是一种恶候,将其列为古代儿科四大证之首。小儿惊厥是产生小儿智力发育下降和死亡的主要杀手之一,经常发作惊厥会使孩子智力障碍,造成孩子的成长与家庭不可挽回的伤害。

2. 小儿百寿丸

【剂型】大蜜丸

【成分】钩藤、炒僵蚕、胆南星(酒炙)、天竺黄、桔梗、木香、砂仁、陈皮、麸炒苍术、茯苓、炒山楂、六神曲(麸炒)、炒麦芽、薄荷、滑石、甘草、朱砂、牛黄。

【处方来源】[清]《幼幼近编》抱龙丸方加减。

【药理作用】主要有镇静、抗惊厥、舒张胃肠和支气管平滑肌、祛痰、镇咳、解热、抗炎、抗菌等作用。

【功能主治】清热散风,消食化滞。用于小儿风热感冒、积滞,症见发热头痛、脘腹胀满、停食停乳、不思饮食、呕吐酸腐、咳嗽痰多、惊风抽搐。

【临床应用】用于小儿感冒、消化不良、支气管肺炎、高热惊厥等病症。忌食辛辣油腻之物。

【用法用量】口服。一次 1 丸,一日 2 次;1 周岁以内小儿酌减。

【包装规格】3g×10 丸/盒。

【批准文号】国药准字 Z62020791

【执行标准】《中华人民共和国药典》(2015 年版)一部。

【药品分类】处方药。

【医保】国家乙级。

3. 小儿回春丸

【剂型】大蜜丸

【成分】全蝎、朱砂、蛇含石(醋煅)、天竺黄、川贝母、胆南星、牛黄、白附子(制)、天麻、僵蚕(麸炒)、雄黄、防风、羌活、麝香、冰片、甘草、钩藤。

【处方来源】经验方。

【药理作用】主要有抗惊厥、镇静、化痰、抗炎、解热等作用。

【功能主治】熄风镇惊,化痰开窍。用于小儿急惊抽搐,痰涎壅盛,神昏气喘,烦躁发热等症。

【临床应用】用于小儿感冒、时疫瘟毒、发热咳喘、痰热惊风、烦躁神昏等病症。

【用法用量】口服。一次 1 丸,一日 2 次;1 周岁以内小儿酌减。

【包装规格】1.5g×10 丸/盒。

【批准文号】国药准字 Z62021092

【执行标准】《中华人民共和国卫生部药品标准中药成方制剂》第十一册 WS3-B-2088-96。

【药品分类】处方药。

【医保】非医保。

4. 惊风丸

【剂型】水丸

【成分】僵蚕(麸炒)、天麻、苍术(米泔水制)、大黄、白芷、雄黄、胆南星、天竺黄、蟾酥、细辛、全蝎、朱砂。

【处方来源】经验方。

【药理作用】主要有抗惊厥、镇静、化痰、解热等作用。

用药指南

YONGYAO ZHINAN

【功能主治】清热,镇惊,祛风,化痰。用于小儿惊风,四肢抽搐,牙关紧闭,痰盛气促。

【临床应用】主要用于治疗小儿急惊风。

【用法用量】口服。初生儿一次 5 粒;2~3 个月小儿一次 10 粒;4~5 个月小儿一次 15 粒;1 周岁小儿一次 20 粒,一日 1~2 次。

【包装规格】30 丸×5 支/盒。

【批准文号】国药准字 Z62021131

【执行标准】《中华人民共和国卫生部药品标准中药成方制剂》第四册 WS3-B-0834-91。

【药品分类】处方药。

【医保】非医保。

5. 七珍丸

【剂型】水丸

【成分】炒僵蚕、全蝎、人工麝香、朱砂、雄黄、胆南星、天竺黄、巴豆霜、寒食曲。

【处方来源】[明]《景岳全书》抱龙丸加味。

【药理作用】主要有镇静、催眠、抗惊厥、导泻、抗病原微生物作用。

【功能主治】定惊豁痰,消积通便。用于小儿急惊风,身热,昏睡,气粗,烦躁,痰涎壅盛,停乳停食,大便秘结。

【临床应用】用于小儿发热惊厥、伤食伤乳有内热症状患儿,也可用于小儿大便秘结。巴豆霜有剧毒,应注意控制剂量,中病即止,不可久服。

【用法用量】口服。小儿 3~4 个月,一次 3 丸;5~6 个月,一次 4~5 丸;1 周岁,一次 6~7 丸,一日 1~2 次;1 周岁以上及体实者酌加用量,或遵医嘱。

【包装规格】20 粒×5 支/盒。

【批准文号】国药准字 Z62021157

【执行标准】《中华人民共和国药典》(2015 年版)一部。

【药品分类】处方药。

【医保】非医保。

6. 小儿惊风散

【剂型】散剂

【成分】全蝎、炒僵蚕、雄黄、朱砂、甘草。

【处方来源】经验方。

【药理作用】主要有抗惊厥、镇静等作用。

【功能主治】镇惊熄风。用于小儿惊风,抽搐神昏。

【临床应用】本品为治疗内风剂,用于小儿惊风、抽搐神昏。对于小儿痰涎壅盛、气促不安具有豁痰清热、镇静安神的作用。

【用法用量】口服。1周岁小儿一次1.5g,一日2次;1周岁以内小儿酌减。

【包装规格】1.5g/袋。

【批准文号】国药准字 Z62021081

【执行标准】《中华人民共和国药典》(2015年版)一部。

【药品分类】处方药。

【医保】非医保。

7. 千金散

【剂型】散剂

【成分】全蝎、僵蚕、牛黄、朱砂、冰片、黄连、胆南星、天麻、甘草。

【处方来源】[明]《万病回春》。

【药理作用】主要有抗惊厥、镇静、解热等作用。

【功能主治】清热解毒,镇痉定惊。用于小儿惊风高热,手足抽搐,痰涎壅盛,神昏谵语。

【临床应用】用于小儿高热惊厥。

【用法用量】口服。一次0.6~0.9g,一日2~3次,3岁以内小儿酌减

【包装规格】0.6g/袋。

【批准文号】国药准字 Z62020836

用药指南
YONGYAO ZHINAN

【执行标准】《中华人民共和国卫生部药品标准中药成方制剂》第九册 WS3-B-1688-94。

【药品分类】处方药。

【医保】非医保。

8. 娃娃宁

【剂型】散剂

【成分】白术、天竺黄、茯苓、僵蚕(炒)、钩藤、甘草、薄荷、朱砂、党参、琥珀。

【处方来源】经验方。

【药理作用】主要有抗惊厥、镇静、解热等作用。

【功能主治】解热镇惊，祛风止搐。用于感冒发热，惊风痉挛，呕吐绿便，脾胃虚弱等。

【临床应用】用于小儿感冒挟食滞、慢惊风、疳症等疾病。

【用法用量】6个月至1周岁，一次1包;6个月以下小儿酌减，一日2~3次。

【注意】忌食辛辣物。

【包装规格】0.5g/袋。

【批准文号】国药准字 Z62020785

【执行标准】《中华人民共和国卫生部药品标准中药成方制剂》第二册 WS3-B-0366-90。

【药品分类】处方药。

【医保】非医保。

第五节　腮腺炎用药

1. 清瘟解毒丸

【剂型】大蜜丸

【成分】大青叶、连翘、玄参、天花粉、桔梗、炒牛蒡子、羌活、防风、葛根、柴胡、黄芩、白芷、川芎、赤芍、甘草、淡竹叶。

【处方来源】[明]《伤寒六书》柴葛解肌汤化裁。

【药理作用】主要有解热、镇痛、抗病毒、抗菌、抗炎、增加脑血流、改善微循环障碍等。

【功能主治】清瘟解毒。用于外感时疫,憎寒壮热,头痛无汗,口渴咽干,疬腮,大头瘟。

【临床应用】用于流行性感冒、流行性腮腺炎、急性扁桃体炎等。忌生气恼怒。忌食辛辣腥味、饮酒。

【用法用量】口服。一次2丸,一日2次;小儿酌减。

【包装规格】9g×10丸/盒。

【批准文号】国药准字 Z62020839

【执行标准】《中华人民共和国药典》(2015年版)一部。

【药品分类】处方药。

【医保】国家乙类。

2. 腮腺炎片

【剂型】片剂

【成分】蓼大青叶、板蓝根、连翘、蒲公英、夏枯草、牛黄。

【功能主治】清热解毒,消肿散结。用于腮腺炎。

【用法用量】口服,一次6片,一日3次。

【批准文号】国药准字 Z62020842

【执行标准】卫生部药品标准中药成方制剂第三册 WS3-B-0655-91。

【药品分类】处方药。

【医保】非医保。

第五章 骨伤科用药

第一节 腰腿痛用药

1. 小活络丸/小活络片 浓缩丸、大蜜丸为国家基本药物

【剂型】浓缩丸、大蜜丸、片剂

【成分】制川乌、地龙、制草乌、乳香(炒)、胆南星(制)、没药(炒)。

【处方来源】[宋]《太平惠民和剂局方》。

【药理作用】主要有祛痰、平喘、抗炎、镇痛、镇静、局麻作用。

【功能主治】祛风除湿,活络通痹。用于风寒湿痹,肢体疼痛,麻木拘挛。

【临床应用】用于脑血管意外后遗症、慢性风湿性关节炎、肩关节周围炎、坐骨神经痛等。

【用法用量】浓缩丸:用黄酒或温开水送服。一次 6 丸,一日 1~2 次,或遵医嘱。

　　　　　　大蜜丸:黄酒或温开水送服。一次 1 丸,一日 2 次。

　　　　　　片剂:口服。一次 4 片,一日 2 次。

【禁忌】孕妇禁用。

【包装规格】浓缩丸:200 丸/瓶。

　　　　　　大蜜丸:3g×10 丸/盒。

　　　　　　片剂:40 片/瓶。

【批准文号】浓缩丸:国药准字 Z62021084

　　　　　　大蜜丸:国药准字 Z62020754

　　　　　　片剂:国药准字 Z62021083

【执行标准】浓缩丸:《中华人民共和国卫生部药品标准中药成方制剂》第六册 WS3-B-1096-92。

　　　　　　大蜜丸:《中华人民共和国药典》(2015 年版)一部。

片剂:《中华人民共和国卫生部药品标准中药成方制剂》第十五册 WS3-B-2837-98。

【药品分类】处方药。

【医保】国家甲类。

2. 天麻片/天麻丸

【剂型】片剂、大蜜丸

【成分】天麻、羌活、独活、杜仲(盐炒)、牛膝、粉萆薢、附子(制)、当归、地黄、玄参。

【处方来源】[明]《景岳全书》。

【药理作用】主要有抗炎、镇痛、镇静等作用。

【功能主治】祛风除湿,舒筋活络,活血止痛。用于肢体拘挛,手足麻木,腰腿酸痛。

【临床应用】临床主要用于风湿性关节炎、类风湿性关节炎、退行性骨关节炎、坐骨神经痛、痛风等。

【用法用量】片剂:口服。一次 6 片,一日 2~3 次。

　　　　　　大蜜丸:口服。一次 1 丸,一日 2~3 次。

【禁忌】儿童、孕妇禁用。

【包装规格】片剂:100 片/瓶。

　　　　　　大蜜丸:9g×10 丸/盒。

【批准文号】片剂:国药准字 Z62021209

　　　　　　大蜜丸:国药准字 Z62021165

【执行标准】片剂:《中华人民共和国卫生部药品标准中药成方制剂》第四册 WS3-B-0694-92。

　　　　　　大蜜丸:《中华人民共和国药典》(2015 年版)一部。

【药品分类】片剂:OTC 甲类。

　　　　　　大蜜丸:处方药。

【医保】国家乙类。

3. 抗骨增生丸

【剂型】浓缩丸

【成分】熟地黄、酒肉苁蓉、狗脊(盐制)、女贞子(盐制)、淫羊藿、鸡血藤、炒莱菔子、骨碎补、牛膝。

【处方来源】研制方。

【药理作用】主要有抗炎、镇痛、降低血液黏度作用。

【功能主治】补腰肾,强筋骨,活血止痛。用于骨性关节炎肝肾不足、瘀血阻络证,症见关节肿胀、麻木、疼痛、活动受限。

【临床应用】用于骨伤科增生性脊椎炎(肥大性胸椎、腰椎炎)、颈椎综合征、骨刺等骨质增生症。对老年人或负重过久引起的骨及关节病如骨质增生、骨刺、关节变形等属于肝肾亏虚者有较好疗效。

【用法用量】口服。一次 2.2g,一日 3 次。

【包装规格】200 丸/瓶。

【批准文号】国药准字 Z62020830

【执行标准】《中华人民共和国药典》(2015 年版)一部。

【药品分类】处方药。

【医保】国家乙类。

4. 独活寄生丸

【剂型】大蜜丸

【成分】独活、桑寄生、熟地黄、牛膝、细辛、秦艽、茯苓、肉桂、防风、川芎、党参、甘草、酒当归、白芍、盐杜仲。

【处方来源】[唐]《备急千金要方》。

【药理作用】主要有抗炎、镇痛、提高非特异性免疫功能、调节免疫平衡、扩张血管、改善循环等作用。

【功能主治】养血舒筋,祛风除湿,补益肝肾。用于风寒湿闭阻,肝肾两亏,气血不足所致的痹病,症见腰膝冷痛,屈伸不利。

【临床应用】用于风湿性和类风湿性关节炎、骨性关节炎、坐骨神经痛和慢性腰腿痛、肩周炎、颞颌关节功能紊乱综合征、小儿麻痹等。

【注意】孕妇慎用。

【用法用量】口服。一次 1 丸,一日 2 次。

【包装规格】9g×10 丸/盒。

【批准文号】国药准字 Z62021184

【执行标准】《中华人民共和国药典》(2015 年版)一部。

【药品分类】处方药。

【医保】国家乙类。

5. 妙济丸

【剂型】大蜜丸

【成分】黑木耳(醋制)、当归、酒白芍、川芎、木瓜、盐杜仲、续断、川牛膝(酒蒸)、苍术、盐小茴香、木香、丁香、母丁香、乳香(制)、茯苓、土茯苓、龟甲(制)。

【处方来源】经验方。

【药理作用】主要有抗菌、抗炎、镇痛等作用。

【功能主治】补益肝肾,祛湿通络,活血止痛。用于肝肾不足、风湿瘀阻所致的痹病,症见骨节疼痛、腰膝酸软、肢体麻木拘挛。

【临床应用】用于风湿性腰肌炎、风湿性肌纤维炎、肌筋膜综合征、慢性腰肌劳损等。应用于因肝肾不足、痰湿留滞经络所致的腰痛、四肢麻木拘挛、骨节疼痛等症。服药期间忌恼怒,忌食生冷酸味食物。

【用法用量】用黄酒送服,一次 1~2 丸,一日 2 次。

【包装规格】6g×10 丸/盒。

【批准文号】国药准字 Z62021146

【执行标准】《中华人民共和国药典》(2015 年版)一部。

【药品分类】OTC 甲类。

【医保】非医保。

6. 肾骨片

【剂型】片剂

【成分】牡蛎。

【功能主治】用于儿童、成人或老年人的钙缺乏症。

【用法用量】口服。一次 1~2 片，一日 3 次。

【批准文号】国药准字 Z20090880

【药品分类】处方药。

【医保】国家乙类。

第二节　跌打损伤用药

1. 三七片

【剂型】片剂

【成分】三七。

【处方来源】经验方。

【药理作用】主要有止血、提高血小板内 cAMP 含量、扩张冠脉、抗心律失常、抗炎、镇痛等作用。

【功能主治】散瘀止血，消肿止痛。用于咯血，吐血，衄血，便血，崩漏，外伤出血，胸腹刺痛，跌扑肿痛。

【临床应用】临床主要用于治疗各种出血性疾病、冠心病、高脂血症、肝炎等病证。

【用法用量】口服。一次 2~6 片，一日 3 次。

【禁忌】孕妇忌服。

【包装规格】每片含三七 0.5g；24 片/瓶。

【批准文号】国药准字 Z62021104

【执行标准】《中华人民共和国药典》(2015 年版)一部。

【药品分类】OTC 甲类。

【医保】非医保。

2. 参三七伤药

【剂型】散剂

【成分】三七、乳香(制)、没药(制)、白芷、山奈、川乌(制)、草乌

（制）、木香、冰片、甘松、红花、儿茶、当归、香附（制）、土鳖虫、细辛、朱砂、自然铜（煅）、血竭、积雪草、陈皮。

【处方来源】经验方。

【药理作用】主要有改善血流动力学和血液流变学、镇痛等作用。

【功能主治】活血祛瘀，通经活络。用于跌打损伤，肋背拘紧作痛，肢体酸软。

【临床应用】用于急性伤筋和骨折初期肿胀疼痛等病。

【用法用量】口服。一次1.5~3g，一日1~2次。温开水或陈酒送服，小儿酌减。

【注意】孕妇忌服。

【包装规格】3g/瓶。

【批准文号】国药准字Z62021108

【执行标准】《中华人民共和国卫生部药品标准中药成方制剂》第十五册WS3-B-2921-98。

【药品分类】处方药。

【医保】非医保。

3. 七厘散　国家基本药物

【剂型】散剂

【成分】血竭、乳香（制）、没药（制）、红花、儿茶、冰片、人工麝香、朱砂。

【处方来源】[清]《良方集腋》。

【药理作用】主要有镇痛、止血、扩血管、抗炎、抑菌、抗血栓形成等作用。

【功能主治】化瘀消肿，止痛止血。用于跌扑损伤，血瘀疼痛，外伤出血。

【临床应用】用于治疗外伤性关节炎和关节挫伤、外科疮疡、刀割伤、骨折、外伤性坐骨神经痛、带状疱疹、痔疮等病证。孕妇忌用；内服剂量不宜过大；不可与还原性物质同用。

【用法用量】口服。一次 1~1.5g,一日 1~3 次;外用,调敷患处。

【注意】孕妇禁用。

【包装规格】1.5g/瓶;3g/瓶。

【批准文号】国药准字 Z62021156

【执行标准】《中华人民共和国药典》(2015 年版)一部。

【药品分类】处方药。

【医保】国家甲类。

第六章 五官科用药

第一节 眼科用药

1. 杞菊地黄丸/杞菊地黄胶囊/杞菊地黄口服液 浓缩丸、大蜜丸、水蜜丸、胶囊剂为国家基本药物

【剂型】浓缩丸、大蜜丸、水蜜丸、合剂、胶囊剂

【成分】枸杞子、菊花、熟地黄、酒萸肉、牡丹皮、山药、茯苓、泽泻。

【处方来源】[清]《医级宝鉴》。

【药理作用】本药主要有增强免疫功能和抗衰老作用。

【功能主治】滋肾养肝。用于肝肾阴亏,眩晕耳鸣,羞明畏光,迎风流泪,视物昏花。

【临床应用】常用于治疗中心性视网膜炎、青光眼、老年性白内障、视神经乳头炎、脑震荡后遗症、高血压、慢性肝炎等。

【用法用量】浓缩丸:口服。一次 8 丸,一日 3 次。

大蜜丸:口服。一次 1 丸,一日 2 次。

水蜜丸:口服。一次 6g,一日 2 次。

合剂:口服。一次 10ml,一日 2 次。

胶囊剂:口服。一次 5~6 粒,一日 3 次。

【包装规格】浓缩丸:200 丸/瓶。

大蜜丸:9g×10 丸/盒。

水蜜丸:6g/袋。

合剂:10ml×10 支/盒

胶囊剂:40 粒/瓶,24 粒/盒。

【批准文号】浓缩丸:国药准字 Z62021163

大蜜丸:国药准字 Z62021162

水蜜丸:国药准字 Z62020850

合剂:国药准字 Z62020683

胶囊剂:国药准字 Z20003203

【执行标准】浓缩丸:《中华人民共和国药典》(2015 年版)一部。

大蜜丸:《中华人民共和国药典》(2015 年版)一部。

水蜜丸:《中华人民共和国药典》(2015 年版)一部。

合剂:《中华人民共和国卫生部药品标准中药成方制剂》第十一册 WS3-B-2146-96。

胶囊剂:《中华人民共和国药典》(2015 年版)一部。

【药品分类】OTC 甲类。

【医保】浓缩丸、大蜜丸、水蜜丸、胶囊剂:国家甲类。

合剂:国家乙类。

【特别提醒】杞菊地黄丸是缓解视疲劳的经典药品。视疲劳多指从事近距离工作或学习时,由于过度使用视力而产生的眼部疲劳。此症好发于从事近距离精密工作、电脑操作或者照明不足的工作以及患有近视、远视、散光等屈光不正及身体衰弱的人。对青少年来说,视疲劳是近视的信号。杞菊地黄丸能缓解长时间看书、看电视、上网、戴隐形眼镜等引起的视力模糊,视力疲劳,结膜充血,眼睛干、涩、痒、痛及异物感等不适;防止和减少太阳光、电焊光引起的眼部不适;能预防假性近视,对眼干燥也有明显的缓解作用。佛慈出口到日本的杞菊地黄丸因治疗"眼疲劳、眼干涩"效果显著,在日本被誉为"杞菊妙见丸",以其显著的补肝血、散肝风、明目的作用,首先在日本电脑一族中风靡开来,良好的消除视疲劳功效,深受患者信赖,销量年年攀升。目前,在国内的上班族中也有了"上班、上网,杞菊地黄"的顺口溜。

2. 明目地黄丸　国家基本药物

【剂型】浓缩丸、大蜜丸、水蜜丸。

【成分】熟地黄、酒萸肉、牡丹皮、山药、茯苓、泽泻、枸杞子、菊花、当归、白芍、蒺藜、煅石决明。

【处方来源】[明]《万病回春》。

【药理作用】主要有抗菌、抗炎、降压作用。

【功能主治】滋肾,养肝,明目。用于肝肾阴虚,目涩畏光,视物模糊,迎风流泪。

【临床应用】用于治疗视神经萎缩、角膜炎、单纯性青光眼、视网膜病变、白内障等。

【用法用量】浓缩丸:口服。一次 8~10 丸,一日 3 次。

大蜜丸:口服。一次 1 丸,一日 2 次。

水蜜丸:口服。一次 6g,一日 2 次。

【禁忌】暴发火眼者忌用,其表现为眼白充血发红,怕光、流泪、眼屎多。

【包装规格】浓缩丸:200 丸/瓶。

大蜜丸:9g×10 丸/盒。

水蜜丸:每袋装 6g。

【批准文号】浓缩丸:国药准字 Z62021148

大蜜丸:国药准字 Z62021147

水蜜丸:国药准字 Z20123042

【执行标准】浓缩丸:《中华人民共和国药典》(2015 年版)一部。

大蜜丸:《中华人民共和国药典》(2015 年版)一部。

水蜜丸:《中华人民共和国药典》(2015 年版)一部。

【药品分类】OTC 甲类。

【医保】国家甲类。

3. 石斛夜光丸

【剂型】大蜜丸

【成分】石斛、人参、山药、茯苓、甘草、肉苁蓉、枸杞子、菟丝子、地黄、熟地黄、五味子、天冬、麦冬、苦杏仁、防风、川芎、麸炒枳壳、黄连、牛膝、菊花、盐蒺藜、青葙子、决明子、水牛角浓缩粉、羚羊角。

【处方来源】[元]《原机启微》。

【药理作用】具有解热、抗炎、镇痛、抑菌、解毒、增强免疫功能、降血压、提高机体适应性、提高视力等作用。

【功能主治】滋阴补肾,清肝明目。用于肝肾两亏,阴虚火旺,内障目暗,视物昏花。

【临床应用】用于治疗因肝肾阴虚引起的白内障、青光眼、视神经萎缩、慢性眼球后视神经炎、泪囊吸力不足、瞳孔紧张症、反射性瞳孔扩大强直、痉挛性瞳孔扩大等眼疾,以及闭经、神经性头痛、高血压、耳鸣耳聋、更年期综合征等。忌食辛辣之物。

【用法用量】口服。一次 1 丸,一日 2 次。

【包装规格】9g×10 丸/盒。

【批准文号】国药准字 Z62021115

【执行标准】《中华人民共和国药典》(2015 年版)一部。

【药品分类】OTC 乙类。

【医保】国家甲类。

第二节　耳鸣、耳聋用药

耳聋左慈丸　国家基本药物

【剂型】浓缩丸

【成分】磁石(煅)、熟地黄、山药、山茱萸(制)、茯苓、牡丹皮、泽泻、竹叶柴胡。

【处方来源】[宋]《小儿药证直诀》。本方由六味地黄丸加竹叶柴胡、煅磁石组成。

【药理作用】主要有镇静及减轻庆大霉素对耳的毒性等作用。

【功能主治】滋肾平肝。用于肝肾阴虚的耳鸣耳聋,头晕目眩。

【临床应用】用于药物中毒性耳聋、神经性耳聋、哮喘性气管炎及白内障等证属肾阴亏虚者。

【用法用量】口服。一次 8 丸,一日 3 次。

【包装规格】200 丸/瓶。

【批准文号】国药准字 Z62020656

【执行标准】《中华人民共和国卫生部药品标准中药成方制剂》第七册 WS3-B-1322-93。

【药品分类】OTC 甲类。

【医保】国家甲类。

【特别提醒】近年来,随着人们生活方式、饮食结构的改变,环境和噪声污染的加剧等原因,耳鸣的发病率逐年提高。我国的耳鸣患者超过 1 亿,而且至少有 4000 万人受耳鸣的严重困扰,生活质量下降,需要得到医生的帮助;有 100 万患者因耳鸣不能进行正常的生活、工作和学习,并伴有严重的心理障碍。很多曾经或者正在被耳鸣困扰的朋友常说, 自己会有一种要崩溃的感觉。不同的人感觉到不同的声响,有的如蝉鸣,有的如涨潮,越是安静,这种"声音"越大。耳聋是指不同程度的听力减退,甚至失听。一般文献常把耳鸣、耳聋并列,有"聋为鸣之渐,鸣为聋之始"之说,约有 80% 的耳鸣患者伴有耳聋。耳聋左慈丸临床上对于肾阴不足,阴虚阳亢,肝火上扰清窍所致的耳鸣以及听力下降有较好疗效。

第三节　鼻炎用药

通窍鼻炎片

【剂型】片剂

【成分】炒苍耳子、防风、黄芪、白芷、辛夷、炒白术、薄荷。

【处方来源】本方系玉屏风散与苍耳子散之合方。

【药理作用】具有抗菌、抗炎、抗病毒、镇痛以及调节机体免疫力的功能。

【功能主治】散风固表,宣肺通窍。用于风热蕴肺、表虚不固所致的鼻塞时轻时重、鼻流清涕或浊涕、前额头痛;慢性鼻炎、过敏性鼻炎、鼻窦炎见上述证候者。

【用法用量】口服。一次 5~7 片,一日 3 次。

【包装规格】12 片×2 板/盒,30 片/瓶。

【批准文号】国药准字 Z20023401

【执行标准】《中华人民共和国药典》(2015 年版)一部。

【药品分类】OTC 甲类。

【医保】国家乙类。

第四节　咽炎用药

1. 六灵丸

【剂型】水丸

【成分】人工牛黄、麝香、珍珠(制)、冰片、雄黄、蟾酥。

【处方来源】经验方。

【药理作用】具有抗炎、抑菌、抗病毒等作用。

【功能主治】清热解毒,消肿利咽。用于咽喉肿痛,单双乳蛾,丹瘀疔疮,痈疖肿毒。

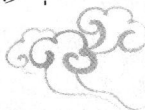

【临床应用】用于治疗由于热证而致的咽喉肿痛、痈疽疮疡等症。

【用法用量】含服，一次 5~10 丸，一日 1~2 次。小儿酌减，或遵医嘱。外用，以白酒化开，搽于患处。

【注意】孕妇忌服。

【包装规格】30 丸×5 支/盒。

【批准文号】国药准字 Z62021119

【执行标准】《中华人民共和国卫生部药品标准中药成方制剂》第二十册 WS3–B–3773–98。

【药品分类】处方药。

【医保】非医保。

2. 梅花点舌丸

【剂型】水丸

【成分】牛黄、珍珠、人工麝香、蟾酥(制)、熊胆粉、雄黄、朱砂、硼砂、葶苈子、乳香(制)、没药(制)、血竭、沉香、冰片。

【处方来源】[清]《外科全生集》。

【药理作用】具有抗炎、抑菌、镇痛等作用。

【功能主治】清热解毒，消肿止痛。用于火毒内盛所致的疔疮痈肿初起、咽喉牙龈肿痛、口舌生疮。

【临床应用】用于疔疮痈肿初起、咽喉牙龈肿痛、口舌生疮、乳痈乳发无名肿毒等证。

【用法用量】口服。一次 3 丸，一日 1~2 次；外用，用醋化开，敷于患处。

【注意】孕妇忌服。

【包装规格】30 丸×5 支/盒。

【批准文号】国药准字 Z62021145

【执行标准】《中华人民共和国药典》(2015 年版)一部。

【药品分类】处方药。

【医保】国家乙类。

3. 咽炎片

【剂型】片剂

【成分】玄参、百部(制)、天冬、牡丹皮、麦冬、款冬花(制)、木蝴蝶、地黄、板蓝根、青果、蝉蜕、薄荷油。

【处方来源】研制方。

【药理作用】主要有抗炎、止痛、抑菌、增加唾液分泌及扩张微血管、改善微循环的作用。

【功能主治】养阴润肺,清热解毒,清利咽喉,镇咳止痒。用于慢性咽炎引起的咽干,咽痒,刺激性咳嗽等症。

【临床应用】主要用于慢性咽炎。

【用法用量】口服。一次5片,一日3次。

【注意】孕妇慎用。

【包装规格】12片×4板/盒,36片/盒,60片/瓶,45片/瓶。

【批准文号】国药准字Z62020756

【执行标准】《中华人民共和国卫生部药品标准中药成方制剂》第二册 WS3-B-0331-90。

【药品分类】OTC甲类。

【医保】非医保。

【特别提醒】慢性咽炎是人类常见、高发的一种病症。咽炎类症候一般分为两种:一种是非疾病式的咽喉不适,如烟酒过度和用嗓过度等,一般症状较轻,主要表现为咽喉疼痛、发痒、咽干、有异物感等;另一种是疾病式的,常由感冒、咽喉炎所引起,会出现剧烈疼痛、红肿、化脓等症状,多选用药品治疗。佛慈咽炎片在临床上主要用于治疗慢性咽炎,对于咽干、咽痒、刺激性咳嗽等症具有良好疗效。

4. 穿心莲片

【剂型】片剂

【成分】穿心莲。

【功能主治】清热解毒,凉血消肿。用于邪毒内盛,感冒发热,咽喉肿痛,口舌生疮,顿咳劳嗽,泄泻痢疾,热淋涩痛,痈肿疮疡,毒蛇咬伤。

【用法用量】口服。一次 2~3 片(小片),一日 3~4 次;或一次 1~2 片(大片),一日 3 次。

【批准文号】国药准字 Z62020600

【执行标准】《中华人民共和国药典》(2015 年版)一部。

【药品分类】OTC 甲类。

【医保】非医保。

5. 银黄胶囊　国家基本药物

【剂型】胶囊剂

【成分】金银花提取物、黄芩提取物。

【处方来源】研制方。

【药理作用】主要有抑菌、抗炎、解热、镇痛等作用。

【功能主治】清热解毒。用于急慢性扁桃体炎,急慢性咽喉炎,上呼吸道感染。

【临床应用】临床上常治疗呼吸道感染、急性扁桃体炎、咽炎、牙龈炎、牙周炎、角膜炎等。

【用法用量】口服。一次 2~4 粒,一日 4 次。

【包装规格】40 粒/瓶;10 粒×2 板/盒。

【批准文号】国药准字 Z20054944

【执行标准】《国家食品药品监督管理局标准 (试行)》YBZ208
52005。

【药品分类】OTC 甲类。

【医保】国家甲类。

6. 止嗽青果丸

【剂型】大蜜丸

【成分】西青果、麻黄、苦杏仁(去皮炒)、石膏、甘草、紫苏子(炒)、紫苏叶、半夏(制)、浙贝母、桑白皮(蜜制)、白果仁、黄芩、款冬花、冰片。

【处方来源】经验方。

【药理作用】主要有抗炎、祛痰、止咳等作用。

【功能主治】宣肺化痰,止咳定喘。用于风寒束肺引起的咳嗽痰盛,胸膈满闷,气促作喘,口燥咽干。

【临床应用】本方为疏风清热、解毒润燥、利咽疗哑之剂,主要用治风热邪毒上攻,或肺胃热盛火邪蒸灼咽喉所致乳蛾、喉痹等病。运动员慎用。

【用法用量】口服。一次 2 丸,一日 2 次。

【包装规格】3g×10 丸/盒。

【批准文号】国药准字 Z62021098

【执行标准】《中华人民共和国卫生部药品标准中药成方制剂》第十册 WS3-B-1897-95。

【药品分类】处方药。

【医保】非医保。

7. 青果丸

【剂型】大蜜丸

【成分】青果、金银花、黄芩、北豆根、麦冬、玄参、白芍、桔梗。

【功能主治】清热利咽,消肿止痛。用于肺胃蕴热所致的咽部红肿、咽痛、失音声哑、口干舌燥、干咳少痰。

【用法用量】口服。水蜜丸一次 8g,大蜜丸一次 2 丸,一日 2 次。

【批准文号】国药准字 Z62020837

【执行标准】《中华人民共和国药典》(2015 年版)一部。

【药品分类】OTC 甲类。

【医保】非医保。

第五节　牙痛用药

牙痛一粒丸

【剂型】水丸

【成分】蟾酥、朱砂、雄黄、甘草。

【处方来源】经验方。

【药理作用】主要有镇痛、抗炎等作用。

【功能主治】解毒消肿，杀虫止痛。用于火毒内盛所致的牙龈肿痛、龋齿疼痛。

【临床应用】用于牙周炎、牙龈炎、龋齿引起的肿痛。

【用法用量】每次取 1~2 丸，填入龋齿洞内或肿痛的齿缝处，外塞一块消毒棉花，防止药丸滑脱。

【注意】将含药后渗出的唾液吐出，不可咽下。

【包装规格】30 丸×5 支/盒。

【批准文号】国药准字 Z62021093

【执行标准】《中华人民共和国药典》(2015 年版)一部。

【药品分类】处方药。

【医保】非医保。

第七章　精制饮片

1. 冬虫夏草

【药材基源】冬虫夏草为麦角菌科真菌冬虫夏草菌 Cordyceps sinensis(BerK.)Sacc. 寄生在蝙蝠蛾科昆虫幼虫上的子座和幼虫尸体的干燥复合体。夏初子座出土、孢子未发散时挖取，晒至六七成干，除去似纤维状的附着物及杂质，晒干或低温干燥。

【药理作用】主要有增强机体免疫功能、补肾壮阳及抗疲劳等作用。

【性味与归经】甘,平。归肺、肾经。

【功能主治】补肾益肺,止血化痰。用于肾虚精亏,阳痿遗精,腰膝酸痛,久咳虚喘,劳嗽咯血。

【临床应用】现代临床研究表明,冬虫夏草具有多方面的功效,它主要应用在慢性肾衰竭、免疫功能低下、急慢性肝炎、化疗的辅助保护、心脏功能不全、心律不齐、肺炎、肺结核、哮喘、脑血栓、脑萎缩、肿瘤辅助治疗、糖尿病等。其中大多数是辅助治疗作用,总体来说,冬虫夏草应用于保健和预防比治疗效果要好。

【用法用量】3~9g。

【执行标准】《中华人民共和国药典》(2010 年版)一部。

【贮藏】置阴凉干燥处,防蛀。

【注意】有表邪者慎用。

2. 西洋参

【药材基源】西洋参为五加科植物西洋参 Panax quinquefoliumL. 的干燥根。均系栽培品,秋季采挖,洗净,晒干或低温干燥。

【药理作用】主要有增强机体免疫功能、抗疲劳、降血糖及镇静作用。

【性味与归经】甘、微苦,凉。归心、肺、肾经。

【功能主治】补气养阴,清热生津。用于气虚阴亏,虚热烦倦,咳喘痰血,内热消渴,口燥咽干。

【临床应用】用于呼吸系统疾病、慢性胃炎、冠心病、慢性肾炎、糖尿病、免疫功能低下等。

【用法用量】3~6g,另煎兑服。

【执行标准】《中华人民共和国药典》(2015 年版)一部。

【贮藏】置阴凉干燥处,密闭,防蛀。

【注意】不宜与藜芦同用。

3. 锁阳

【药材基源】锁阳为锁阳科植物锁阳 Cynomorium songaricum Rupr. 的干燥肉质茎。春季采挖,除去花序,切段,晒干。

【药理作用】主要有改善内分泌功能、促性成熟的作用,并可以增强免疫功能。

【性味与归经】甘,温。归肝、肾、大肠经。

【功能主治】补肾阳,益精血,润肠通便。用于肾阳不足,精血亏虚,腰膝痿软,阳痿滑精,肠燥便秘。

【临床应用】临床主要用于治疗阳弱精虚等症,也可用于治疗胃溃疡、慢性肾炎等。

【用法用量】5~10g。

【执行标准】《中华人民共和国药典》(2015 年版)一部。

【贮藏】置通风干燥处。

【注意】大便滑,精不固,火盛便秘,阳道易举,心虚气胀,皆禁用。(《得配本草》)

4. 黄芪

【药材基源】黄芪为豆科植物蒙古黄芪 Astragalus membranaceus (Fisch.) Bge. var. mongholicus (Bge.)Hsiao 或膜荚黄芪 Astragalus membranaceus(Fisch.) Bge. 的干燥根。春、秋二季采挖,除去须根和根头,晒干。

【药理作用】主要有增强机体免疫功能、保肝、利尿、抗衰老、抗应激、降压和较广泛的抗菌作用。

【性味与归经】甘,微温。归肺、脾经。

【功能主治】补气升阳,固表止汗,利水消肿,生津养血,行滞通痹,托毒排脓,敛疮生肌。用于气虚乏力,食少便溏,中气下陷,久泻脱肛,便血崩漏,表虚自汗,气虚水肿,内热消渴,血虚萎黄,半身不遂,痹痛麻木,痈疽难溃,久溃不敛。

【临床应用】用于防治上呼吸道感染、治疗慢性气管炎、肺结核盗汗、肺心病、萎缩性胃炎、慢性肾炎等。

【用法用量】9~30g。

【执行标准】《中华人民共和国药典》(2015年版)一部。

【贮藏】置通风干燥处,防潮,防蛀。

【注意】表实邪盛,气滞湿阻,食积内停,阴虚阳亢,热毒疮肿等均不宜使用。

5. 当归

【药材基源】 当归为伞形科植物当归 Angelica sinensis(Oliv.) Diels 的干燥根。

【药理作用】当归具有促进骨髓和脾细胞造血功能,显著增加血红蛋白和红细胞数,抗辐射损伤,抗血小板聚集和血栓形成,扩血管,清除氧自由基,保护脏器的缺血损伤,抗肿瘤,调节免疫系统等方面的作用。

【性味与归经】甘、辛,温。归肝、心、脾经。

【功能主治】补血活血,调经止痛,润肠通便。用于血虚萎黄,眩晕心悸,月经不调,经闭痛经,虚寒腹痛,风湿痹痛,跌扑损伤,痈疽疮疡,肠燥便秘。酒当归活血通经。用于经闭痛经,风湿痹痛,跌扑损伤。

【临床应用】用于治疗痛经、偏头痛、上消化道出血、胃炎及胃、十二指肠溃疡、习惯性便秘等。

【用法用量】6~12g。

【执行标准】《中华人民共和国药典》(2015年版)一部。

【贮藏】置阴凉干燥处,防潮,防蛀。

【注意】湿盛肿满,大便泄泻者忌服。

6. 枸杞子

【药材基源】 枸杞子为茄科植物宁夏枸杞 Lycium barbarumL.的干燥成熟果实。

【药理作用】枸杞子有提高机体免疫力的作用,具有降低血压、血脂和血糖的作用,能防止动脉粥样硬化,保护肝脏,抗肝损伤,抑制脂肪肝,促进肝细胞再生。具有补肾功能、抗疲劳作用和抗肿瘤作用。

【性味与归经】甘,平。归肝、肾经。

【功能主治】滋补肝肾,益精明目。用于虚劳精亏,腰膝酸痛,眩晕耳鸣,阳痿遗精,内热消渴,血虚萎黄,目昏不明。

【临床应用】用于治疗血脂异常症、妊娠呕吐、萎缩性胃炎、阳痿等。

【用法用量】6~12g。

【执行标准】《中华人民共和国药典》(2015 年版)一部。

【贮藏】置阴凉干燥处,防闷热,防潮,防蛀。

【注意】脾虚便溏者不宜服用。

7. 党参

【药材基源】党参为桔梗科植物党参Codonopsis pilosula(Franch.) Nannf.素花党参 Codonopsis pilosula Nannf. var. modesta(Nannf.) L. T.Shen或川党参Codonopsis tangshen Oliv. 的干燥根。秋季采挖,洗净,晒干。

【药理作用】党参可以补血安神,提高自身免疫系统能力,对消化系统以及内分泌系统都有一定的调节作用, 增强心血管以及造血系统功能的作用。

【性味与归经】甘,平。归脾、肺经。

【功能主治】健脾益肺,养血生津。用于脾肺气虚,食少倦怠,咳嗽虚喘,气血不足,面色萎黄,心悸气短,津伤口渴,内热消渴。

【临床应用】用于气虚不足,倦怠乏力,气急喘促,脾虚食少,面目水肿,久泻脱肛。本品为临床常用的补气药,功能补脾益肺,效近人参而较弱,适用于各种气虚不足者,常与黄芪、白术、山药等配伍应用;如血虚萎黄及慢性出血疾患引起的气血两亏的病症, 配补血药如熟地、当归等。

【用法用量】9~30g。

【执行标准】《中华人民共和国药典》(2015 年版)一部。

【贮藏】置通风干燥处,防蛀。

【注意】实证、热证禁服;正虚邪实证,不宜单独应用。不宜与藜芦同用。

8. 甘草

【药材基源】甘草为豆科植物甘草 Glycyrrhiza uralensis Fisch.、胀果甘草 GGlycyrrhiza inflata Bat. 或光果甘草 Glycyrrhiza glabra L. 的干燥根和根茎。春、秋二季采挖,除去须根,晒干。

【药理作用】具有抗炎、抗病毒和保肝解毒及增强免疫功能等作用。由于甘草酸有糖皮质激素样药理作用而无严重不良反应,临床被广泛用于治疗各种急慢性肝炎、支气管炎和艾滋病,还具有抗癌防癌、干扰素诱生剂及细胞免疫调节剂等功能。甘草酸具有降血脂与抗动脉粥样硬化作用,阻止动脉粥样硬化的形成。

【性味与归经】甘,平。归心、肺、脾、胃经。

【功能主治】补脾益气,清热解毒,祛痰止咳,缓急止痛,调和诸药。用于脾胃虚弱,倦怠乏力,心悸气短,咳嗽痰多,脘腹、四肢挛急疼痛,痈肿疮毒,缓解药物毒性、烈性。

【临床应用】用于调和诸药。临床上被广泛用于治疗各种急慢性肝炎、支气管炎和艾滋病,有抗癌防癌、干扰素诱生剂及细胞免疫调节剂等功能。还具有降血脂与抗动脉粥样硬化作用。

【用法用量】2~10g。

【执行标准】《中华人民共和国药典》(2015 年版)一部。

【贮藏】置通风干燥处,防蛀。

【注意】不宜与海藻、京大戟、红大戟、甘遂、芫花同用。

佛慈

香砂

养

胃

温中和胃。
用于不思饮食，
胃脘满闷或
泛吐酸水。

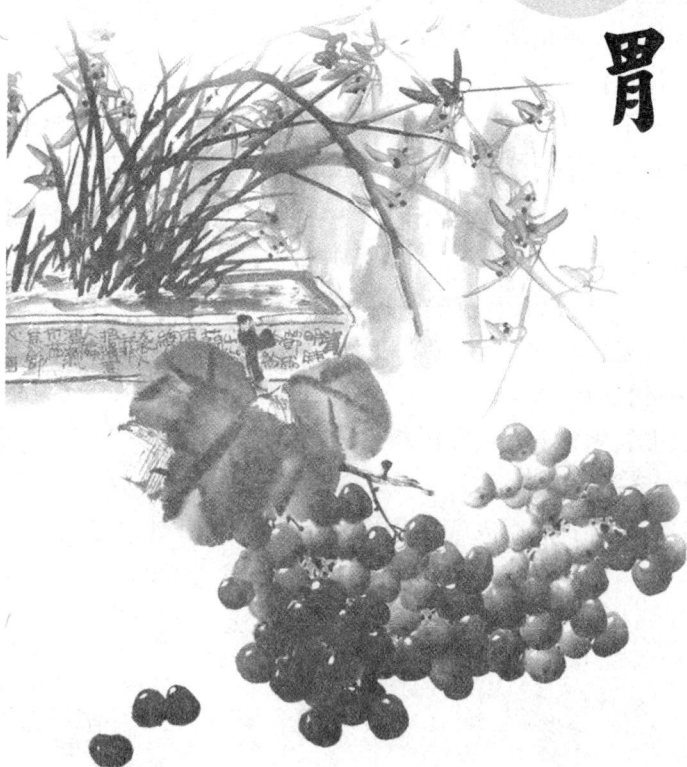

佛慈
制药

◎ 中医中药常识

1. 阴阳五行学说在中医学中的应用

阴阳五行学说是我国古代朴素的唯物论和辩证法思想。因此,古代医学家借用阴阳五行学说来解释人体生理、病理的各种现象,并用以指导总结医学知识和临床经验,这就逐渐形成了以阴阳五行学说为基础的祖国医学理论体系。

古代思想家认为,宇宙间一切事物都是由互相对立又互相依存的两个方面构成的。这两个方面就称为阴阳。阴和阳之间,并不是孤立和静止不变的,而是存在着对立、依存、消长、转化的关系。

"五行",就是指"木、火、土、金、水","五行学说"是指这五类物质的运动变化,以及它们之间的相互关系,以相生、相克解释事物之间相互关联及运动变化规律。

祖国医学中的阴阳五行学说,是一种朴素的唯物论和自发的辩证法,承认世界是由物质构成的,认为一切事物都是互相联系的,而且事物内部都包含着阴阳两种对立势力的相互依存和斗争。中医应用这个观点,指导防病治病的实践。阴阳五行学说,贯穿在中医学的各个方面,用来说明人体组织结构、生理功能、病理发生发展规律,以及人体脏腑组织之间的相互关系与变化,它在历史上对中医理论的形成和发展起了重要作用,是中医学理论体系的一个重要组成部分,并且一直指导着中医临床实践。

2. 中医四诊合参的意义

中医认为,疾病变化的病理本质虽然藏之于"内",但必有一定的症状、体征反映于"外"。故诊病通过望、闻、问、切四诊合参,以"司外揣内、见微知著、以常达变"。

四诊合参是中医诊断疾病的重要原则之一。它首先要求医生诊病时,必须望、闻、问、切四诊并用,从不同的角度全面收集临床资料,而不能片面夸大某一诊法的作用,更不能取而代之。四诊合参的意义,还在于四诊相互参伍,全面分析四诊收集的所有资料,哪怕是微小的变化也不可忽视。有时候通过局部的、微小的变化,可以测知整体的情况。总之,临床既要四诊并用,又须四诊互参。那种所谓一望而知或以切脉取代其他诊法的做法,是不符合四诊合参的原则的。正如喻嘉言《医门法律》所说:"望闻问切,医之不可缺一。"

3. 中医中药治疗亚健康

亚健康是一种介于健康与疾病之间的、表现为生理功能低下的状态,如不耐疲劳、腰酸背痛、失眠多梦、健忘、头晕、耳鸣、脱发、黄褐斑等。我国的亚健康人群在 30~45 岁这一年龄段里非常普遍,从有症状的人群来看,女性多于男性,职业特征以"白领"为主。又叫慢性疲劳综合征或"第三状态",是近年来国际医学界研究的热点。

为何国家会选择中医药作为主要的干预手段?因为早在两千多年前《黄帝内经》中就有"不治已病治未病"的论述。它包括"未病先防、既病防变、瘥后防复"三大内涵。它要求人们:在没有生病的时候,要预防疾病的发生;在患病以后,要积极采取措施防止疾病加重或发生并发症;在病愈或病情稳定之后,要注意预防疾病再复发。也就是说,要在疾病未发生之时、未加重之时、未演变之时、未后遗之时,预先采取措施,防止疾病的发生、发展、转变。

与西医不同的是,中医的"治未病"并不是简单的体检加治疗建议。中医有系统的养生防病理论体系和独特的传统疗法。对那些"感觉不舒服,但查不出病"的亚健康人群,中医认为:亚健康虽然症状繁多,但总体而言是阴阳升降出入失衡、脏腑功能失调所致。可以运用其特有的体质辨识、整体调理的方法对这类人群进行具体、细致的健康指导（包括饮食、运动）、中药调理及中医特色治疗，使其恢复到健康状态，从而实现"不治已病治未病"的目的，保持"阴平阳秘，精神乃治"的健康状态。比如，许多人常服六味地黄丸来调理身体的不适，这是由其独特的药物组成和疗效决定的。现代药理研究证实，六味地黄丸中的山茱萸、熟地黄、茯苓、泽泻含有多种氨基酸，山药中含有黏蛋白质、蛋白质、游离氨基酸、淀粉、脂肪、胆碱等，牡丹皮中含有芍药苷、丹皮酚等，因此其具有显著的增强机体免疫力、提高非特异性应激能力、改善机体自由基代谢、提高记忆力、抗衰老、抗疲劳、抗低温、耐缺氧、降血脂、降血糖、改善肾功能、促进新陈代谢及较强的强壮作用。

尤其是市售的六味地黄丸多为浓缩丸剂型，通过先进的现代制药技术，既保留了传统汤剂的优点，又使药品纯度更高、疗效集中、更易吸收，而且携带方便，非常适合繁忙的"白领"服用。

很多人觉得保健养生是中老年人应该注意的，其实中年之后再保养身体，可以说为时已晚。只有从年轻时养成良好的生活习惯，注意养生之道，保持好的健康状态，步入中老年以后才能受益。

4. 中医学"药食同源"理论

"药食同源"是指许多食物即药物，它们之间并无绝对的分界线。古代医学家将中药的"四性""五味"理论运用到食物之中，认为每种食物也具有"四性""五味"。中国中医学自古以来就有"药食同源"（又称为"医食同源"）理论。这一理论认为：许多食物既是食物也是药物，食物和药物一样能够防治疾病。古人在寻找食物的过程中发现了各种食物和药物的性味和功效，认识到许多食物可以药用，许多药物也可以食用，两者之间很难严格区分。这就是"药食同源"理论的基础，也是食物疗法的基础。唐朝时期的《黄帝内经太素》一书中写道："空腹食之为食物，患者食之为药物。"反映出"药食同源"的思想。

近年来，随着人们生活水平的不断提高，饮食日益丰富，对饮食养生就要求更高了，于是传统的以药材融进菜肴汤类实施食物疗法的养生之道日益盛行。老年人为了养生,大都会选购滋补药材;青壮年也讲补身,青睐温补平和的药材;女士们追求美容,专择清润养颜的中药补品;而酒楼食肆根据食客的需求,也炮制出大量融入药材的食谱,做到了食中有药、药中有食。其实,药食同源在历史上早有记载。在《神农本草经》中所记载的 365 种药物,至少有半数以上既是药物又是食物。如今人们的自我保健意识已日趋加强,对于延年益寿、永葆青春有了更强烈的愿望,医食同源、药食同源这一古老的概念,又一次赋予人们回归大自然的新的意义。

常见的药食同源品如粮食类中的谷芽、麦芽、淮小麦、浮小麦等;蔬菜类如荠菜、萝卜、芥菜、山药、百合、藕、败酱草、冬瓜、南瓜、赤小豆、刀豆、扁豆等;果品类如山楂、乌梅、龙眼、橘类、柚类、莲子、杏仁、无花果等;调味品类如山柰、生姜、桂皮、丁香、花椒、胡椒、八角茴香、小茴香、草果等;动物类中就更多,包括蛇类、家畜类、水产类、野兽类等。药食同源,使中药具有浓厚的生活气息,也使中药强化了它的实用性和经验性。

5. 中成药的概念

中成药是以中医药理论为指导,用中药材为原料,按规定的处方和方法加工制成的制剂。其特点是具备相应的名称、规格、质量标准和检验方法,适当的包装,标明功效、主治、用法、用量。部分中成药是根据医生处方投药,部分可以由患者根据中成药常识及经验直接购取应用。中成药具有保存、使用方便,可以大规模生产的优点。少数中成药是单方,即由单味药构成,绝大多数为多味药组成的复方制剂。其来源可以是经典古方,也可以是经验方和研制方。

6. 中成药的组成原则

中成药多数是复方,其目的首先在于提高临床疗效,其次是扩大治疗范围和消除对人体的不利因素。中成药的组成有一定的规律性,就是"君、臣、佐、使"的配合,这是组成方剂和中成药的基本原则。君药,是针对病因或主证而起主要治疗作用的药物,是一个方中之主药,以解决疾病的主要矛盾。臣药,是协助君药以加强治疗作用的药物。佐药是指:(1)佐助药。协助君药、臣药以加强治疗作用,或治疗兼证或次要症状的药物。(2)佐制药。是制约主药毒性、烈性的药物。(3)反佐药。指性味不同,作用相反的药物,辅佐主药,从而用于因病势拒药须加以从治者。使药是指:(1)调和方中药性的药物,一些方中常用甘草。(2)引经药。即能引导方中诸药至病变部位,起"向导"作用的药物。

7. 中成药的配伍

中成药的配伍,就是按病情需要和药物性能,选择两种以上药物组合运用,达到增强药物的疗效、协调药物偏胜、制约毒性和副作用,以适应多种复杂的病症,更好地为防治疾病服务的目的。因此,配伍得当,就能增强疗效,降低毒性;配伍不当,则可降低疗效,甚至产生不良反应。古人对药物配伍,即有"七情相合"之说。所谓"七情",是指单行、相须、相使、相畏、相杀、相恶、相反七种情况。

千年古方六味地黄丸的配伍立法,以肾、肝、脾三阴并补而重在补肾阴。方中熟地滋肾阴、益精髓,山萸萸滋肾益肝,山药滋肾补脾,共成三阴并补以收补肾治本之功。本方配伍的另一特点是"补中有泻",即泽泻配熟地而泻肾降浊,丹皮配山萸萸以泻肝火,茯苓配山药而渗脾湿,此即所谓"三泻"或"三开"。如此配伍,虽是补泻并用,但是配"泻"是为防止滋补之品产生滞腻之弊,实际还是以补为主。此方"三补三泻",补中有泻,寓泻于补,相辅相成,既不丧失药性,又合理搭配,堪称中药配伍的经典。

8. 中药的禁忌

中药禁忌,包括配伍禁忌、病情禁忌、妊娠禁忌和服药禁忌。

配伍禁忌,包含了"七情"中的"相恶""相反"。金元时期,人们即提出中药配伍中的"十八反""十九畏",并沿用至今。对"十八反""十九畏"的配伍禁忌,有的经过初步动物实验,证明确会增加毒性反应。"十八反"列述了三组相反药,分别是:甘草反甘遂、京大戟、海藻、芫花;乌头(川乌、草乌、附子)反半夏、瓜蒌(全瓜蒌、瓜蒌皮、瓜蒌仁、天花粉)、贝母(川贝、浙贝)、白蔹、白及;藜芦反人参、南沙参、丹参、玄参、苦参、细辛、芍药(赤芍、白芍)。"十九畏"列述了九组十九味相反药,具体是:硫黄畏朴硝,水银畏砒霜,狼毒畏密陀僧,巴豆畏牵牛,丁香畏郁金,川乌、草乌畏犀角,牙硝畏三棱,官桂畏石脂,人参畏五灵脂。

病情禁忌,是根据药物性能及属性提出的一些临床用药原则。如解毒药忌用于多汗、津液亏损者,清热药忌用于阳气不足者,理气药忌用于阴虚、气虚者,祛风湿药忌用于阴虚血亏者,温里药久服伤阴,攻下药不宜于久病者等。

妊娠禁忌,是指某些毒性较强或药性猛烈、具有损伤胎元以致引起堕胎流产的药物,并根据药性峻烈程度而有禁用、忌用、慎用之分。毒性较强、药性猛烈的巴豆、斑蝥、大戟、芫花之属为禁用;通经祛瘀、破气行滞、辛热滑利之品,如桃仁、大黄等应忌用;半夏、枳实等应力求避免或勿用。

服药禁忌,俗称"忌口",往往由于治疗需要,要求病家忌食某些有碍病情的食物或药物,以免影响药效或产生副作用。服药期间,一般忌食生冷、油腻等不易消化及有刺激性的食物。热证忌食辛辣油腻;寒证忌食生冷;某些皮肤病及疮疖肿毒忌食鱼、虾、羊肉等。

9. 中成药的用法

中成药的用法主要包括用药时间与用药方法两个方面:

(1)用药时间。中成药的用药时间以有利于发挥药效,减少毒副作用为原则。例如:

口服药一般一日服2~3次,于早、晚或早、中、晚各服1次。

驱虫药宜清晨空腹或晚上睡前服用。

安眠药宜睡前1~2小时服药。

健胃药,用于开胃的宜饭前服,用于消食导滞的宜饭后服。

对胃肠有刺激的药物宜在饭后服。

滋腻补益药宜空腹服。

治疟药物宜在发作前 2 小时服。

(2)服药方法。中成药不同剂型有不同的用药方法,归纳起来主要有内服、外用、注射三个方面。

内服方式可分为送服、调服、含化、炖服、鼻饲等。

外用形式常用的有涂、擦、撒、敷、吹、贴、坐、点、滴等。

中药注射剂主要有肌内、静脉、穴位注射三种。

10. 中成药的用量

中成药都有一定的常规剂量,运用时必须遵照常规剂量服用,不可任意减少或增大。因为量过少则药不胜病,不能起到治疗作用;量过大则药过于病,容易伤害人之正气;对于药性剧烈或有毒的中成药的剂量更应谨慎,稍不注意则有中毒的危险。

中成药运用既要严格掌握其常规剂量,又不能一成不变,还要根据病者的年龄大小、体质强弱、发病季节等具体情况作适当的调节,灵活运用。老年人气血渐衰,对药物的耐受力较弱,用量应适当低于成人之量,小儿 5 岁以下通常用成人量的 1/4,5~10 岁可用成人量的 1/2,10 岁以上可接近成人之用量。体质壮实患者,对药物耐受力较强,用量应适当增加;体质虚弱患者,对药物耐受力较弱,用量应适当减少。夏季用发表剂、温热剂,用量可略微降低;相对而论,冬季用发表剂、温热剂,则用量可略微提高。

11. 中西药物联合应用配伍不当可引起的不良反应

近年来,随着中西药物联合应用和复合制剂的出现,两者配合不当,亦可引起不良反应。如含甘草的某些制剂与阿司匹林同用,可能导致和加剧胃、十二指肠溃疡。含朱砂的有些中成药同还原性西药,如溴化物、碘化物、硫酸亚铁、亚硝酸盐等同服,可产生溴、碘化汞,引起赤痢样大便。又如一些含有西药优降糖的中西药复合制剂,使用不当亦可引起低血糖反应等。

12. 中成药的贮存保管

中成药的保存是用药安全有效的重要保证。中成药品种繁多,成分复杂,包含植物、动物或矿物的无机物质和有机物质等,剂型多样,包装不同,若保存不当,将会使中成药变质或失效。一般药物保存宜放置于阴凉、干燥、通风处,避免日光直射、高温或潮湿。口服液、合剂、糖浆剂等液体制剂,要注意受温度、空气、强光的影响,保存时要密封、避光、低温和通风,防止酸腐混浊和霉败等现象。丸剂、散剂、片剂、胶囊剂等固体制剂保存要防止受潮、发霉和虫蛀等。要注意产品批号、生产日期、使用期限,如发现发霉变质现象,超过使用期限的药物,均不宜再服用。

13. 中药浓缩丸与水蜜丸的区别

水蜜丸是传统中药剂型,是将药材粉碎,用蜂蜜和水为黏合剂制成的,仅仅是中药材原药粉的粗制品,存在服用量大、吸收不完全、携带不方便、实际价格昂贵等不足。水蜜丸系以原药材全粉、蜂蜜及水入药,易出现水分超标、卫生学不合格,易被细菌、霉菌污染,因其含有糖分的缺点而不适宜糖尿病患者服用。

浓缩丸系指药材或部分药材提取浓缩后, 与适宜的辅料或其余药材细粉,以适宜黏合剂制成的丸剂。浓缩丸技术为兰州佛慈首创。中药浓缩丸是祖国传统中医药与现代技术结合的产品, 既体现了现代制药技术的先进性,又保持了传统汤剂的优点。浓缩丸的生产工艺与传统的水蜜丸工艺相比有了质的飞跃。现代制药技术使药品纯度更高,疗效更加显著。与传统的水蜜丸剂型相比,浓缩丸在体内停留时间长、起效快、易吸收、体积小、服用量小、携带方便、质量稳定、保质期较长,利于保存,更适用于现代人的用药习惯。多数浓缩丸以浓缩浸膏或水为黏合剂,不含糖,更适合糖尿病患者服用。

14. 处方药和非处方药的区别

处方药,简称 Rx 药,是必须凭执业医师或执业助理医师处方才可调配、购买和使用的药品;非处方药,简称 OTC 药,是不需要凭医师处方即可自行判断、购买和使用的药品。处方药和非处方药不是药品本质的属性，而是管理上的界定。无论是处方药还是非处方药，都是经过国家食品药品监督管理部门批准的，其安全性和有效性是有保障的。

处方药大多属于以下几种情况：上市的新药，对其活性或副作用还要进一步观察；可产生依赖性的某些药物，例如吗啡类镇痛药及某些催眠安定药物等；药物本身毒性较大，例如抗癌药物等；用于治疗某些疾病所需的特殊药品，如治疗心脑血管疾病的药物，须经医师确诊后开出处方并在医师指导下使用。

非处方药大多用于多发病、常见病的自行诊治，如感冒、咳嗽、消化不良、头痛、发热等。为了保证人民健康，我国非处方药目录中明确规定药物的使用时间、疗程，并强调指出"如症状未缓解或消失应向医师咨询"。非处方药具有"应用安全、疗效确切、质量稳定、使用方便"的特点。

15. 六、八味系列药品的合理应用

中医认为，人体内部脏腑组织之间，以及人体与外界环境之间，都是处在不断适应的过程中，从而维持相对动态平衡，以保持人体正常的生理活动。《素问·生气通天论》："内外调和，邪不能害。"当这种平衡因某种原因遭到破坏，而不能自行调节恢复正常时，人体就会发生疾病。

疾病的发生，关系到两方面：一是本身的功能紊乱，正气相对虚弱；二是邪气对人体的影响。所谓"正气"，是指人体的机能活动及抗病能力。所谓"邪气"，是指各种致病因素。疾病的发生和变化，就是在一定条件下邪正交争的反映。中医历来非常重视人的正气，在一般情况下，人体的正气旺盛，邪气就不易侵入。如《素问遗篇·刺法论》："正气存内，邪不可干。"只有在人体相对虚弱，正气不足以抵抗外邪时，邪气才能乘虚而入，侵犯人体，发生疾病，即《素问·评热病论》所说："邪之所凑，其气必虚。"

药物性能是对药物的各种性质和功能的一种概括，是在长期的医疗实践中对各种药物的治疗作用和临床效果所做的一种归纳。通过反复实践，不断充实、发展，逐渐形成中医用药的一套理论，其内容包括四气、五味、归经、升降浮沉等方面。而佛慈的六味系列就是在这种中医药理论指导下创新和发展壮大的。

六味地黄丸由熟地黄、山茱萸、山药、牡丹皮、茯苓、泽泻六味中药组成。方中熟地滋阴、填精、益髓，山茱萸补肝肾、涩精止汗，山药健脾止遗，共同组成"三补"。牡丹皮清热凉血泻火，茯苓补脾渗湿，泽泻利尿泻火，构成"三泻"。本方可随证加减：加入附子、肉桂，名桂附地黄丸，主治肾阳虚；加入黄柏、知母，主治肾阴虚，骨蒸潮热，盗汗梦遗，名知柏地黄丸；加枸杞子、菊花，名杞菊地黄丸，主治视神经炎、视物模糊；加入五味子，名都气丸，纳气平喘，主治肾阴虚而气喘者；加入牛膝、车前子，名济生肾气丸，主治肾虚水泛；加附子、肉桂、当归，名右归丸，温补肾阳、填精益血；加牛膝、菟丝子、枸杞子、鹿角胶、龟板胶，名左归丸，主治肝肾精血虚损。所以六味系列药应合理应用，不能认为肾虚就服六味地黄丸，也不能凭"用药量大，效果就好"的观点来服药。近代应用六味地黄丸治疗糖尿病、慢性肾炎、高血压、视神经炎、阿狄森氏病、神经衰弱等慢性消耗性疾病，都取得良好疗效。实验证明，六味地黄丸对双侧狭窄的实验性肾性高血压有明显的改善功能，能明显改善肾脏代谢毒物。

16. 银翘解毒丸的临床妙用

"银翘散"源于清代医家吴鞠通所著《温病条辨》，是方组成谨遵《黄帝内经》"风淫于内，治以辛凉，佐以苦，以甘缓之，以辛散之"之法，宗喻嘉言芳香逐秽之说，在李东垣清心凉膈散辛凉甘苦的基础上加减演变而成，是治疗风温、温热以及某些杂病属于邪在卫分、上焦，治当辛凉清解的代表方剂。

本方由金银花、连翘、桔梗、薄荷、牛蒡子、荆芥穗、淡豆豉、淡竹叶、甘草组成，若渴甚者加天花粉以清热生津；项肿咽痛加马勃、元参以清热解毒;衄者去荆芥、豆豉,加白茅根、侧柏炭、山栀子以清热凉血;咳者加杏仁以利肺气;胸膈闷者加藿香、郁金以理气化湿解郁。本方重用金银花、连翘为君,既有辛凉透表、清热解毒的作用,又具芳香辟秽的功效,在透解卫分表邪的同时,兼顾了温热病邪多挟秽浊之气的特点;薄荷、牛蒡子味辛而性寒,疏散风热、清利头目,且可解毒利咽;淡豆豉辛而微温,助君药发散表邪,透热外出,虽属辛温但辛而不烈、温而不燥,与辛凉药配伍,可增加辛散透表之力;淡竹叶清热生津,桔梗宣肺化痰止咳,均为佐药;甘草既可调和诸药、护胃安中,又可伍桔梗清利咽喉,属佐使之用。本方配伍特点:一是辛凉之中配少许辛温之品,既利于透风又不悖辛凉之旨;二是疏风邪与清凉解毒、芳香辟秽之品相配,具有外散风热、透邪解表,兼具清热、芳香辟秽之功,成清疏兼顾之剂。

吴鞠通研究银翘散成为温病学派创始人,以治太阴风湿、温热、温疫。后世扩大其应用范围,临床广泛用于温病初起、热郁肺卫诸疾,如传染病,内科呼吸系统疾病、循环系统疾病、消化系统疾病、泌尿系统疾病以及血液系统疾病,外科疮疡,妇科乳腺炎以及儿科、五官科病症。

(1) 银翘散在传染病中的应用

如流行性感冒、麻疹、风疹、水痘、手足口综合征,均可用银翘散治疗;但流行性腮腺炎、流行性出血热可选羚翘解毒片。

几乎人人都患过感冒,这是最常见的传染性疾病。中医学认为感冒是因风邪侵袭人体肌表而犯肺卫所引起的疾病,又称伤风、冒风,以头痛、鼻塞、喷嚏、恶寒、发热、脉浮等为主症,并有风寒、风热及虚风之分。

(2) 银翘解毒丸与急性中耳炎

急性中耳炎是风、热、湿之邪自口鼻侵犯后,循咽鼓管逆传中耳腔,导致局部气机阻滞,津血凝聚以致肉腐成脓。如果肺卫功能强盛,能发挥正常宣发、肃降功能,则可进行有效的防御以驱邪外出,不会诱发病患;反之则发病。因此,中耳炎初起时都有外感的肺卫症状,慢性中耳炎更是在卫外功能低下导致感冒之后反复发作,通过补益肺卫,减少感冒,能有效控制其复发。

现今临床采用宣肺利水法治疗渗出性中耳炎,得到广大医家的肯定和接受,也获得了较好的疗效,但对急性中耳炎从肺论治者很少,大都沿用清泻肝胆湿热之法。其实急性期以疏风宣肺通鼻、清热利湿解毒法选服银翘解毒丸,取效甚捷,概因"宣肺通鼻则耳自通"。

17. 逍遥丸合桃红四物片治疗子宫肌瘤、乳腺癌

逍遥丸出自《太平惠民和剂局方》,由柴胡、当归、白芍、白术、茯苓、甘草、生姜、薄荷组成。本方能疏肝解郁、养血健脾。主治肝郁血虚所致的两胁疼痛,寒热往来,头痛目眩,口燥咽干,神疲食少,乳房作胀,脉弦而虚。

桃红四物片出自《太平惠民和剂局方》,由熟地、当归、川芎、白芍、桃仁、红花组成。主治一切营血虚滞,经血不调,神经性头痛,过敏性紫癜,子宫肌瘤。

逍遥丸合桃红四物能理气行滞,活血化瘀,养血健脾,化瘀生新。治子宫肌瘤以桃红四物为主,逍遥丸为辅;治乳腺癌以逍遥丸为主,桃红四物为辅。分析:气血是维持生命活动的物质和动力,借经络运行周身,供应机体的需要和维持正常生理活动。妇人以血为本,但血赖气行。如气血充沛,互相协调,则五脏安和,经脉通畅。营血是重要的体液之一,运行于脉道之中,循环不休,以营养全身。《灵枢·痈疽》篇说:"夫血脉营卫,周流不休。"《灵枢·邪客》篇说:"营气者,泌其津液,注之于脉,化以为血,以荣四末,内注五脏六腑。"人体血的正常状态,应在脉管内有规律地运行不息,所谓"血脉流通,病不得生"。若血液的稀稠度有所改变,呈现浓、黏、凝、聚,以致流动阻滞,或渗出血管之外而成离经之血,均属瘀血。所以主要用桃红四物活血补血,逍遥丸理气行气,因气病可及血,血病可及气,气血相互紧密联系,桃红四物、逍遥丸两方兼顾,协同加强药力,则病愈。

乳痈,西医称之为"乳腺炎",是妇女的常见病、多发病。古人在治疗上积累了丰富的经验,其一认为是胃热,其二是肝郁,极少数是外因压伤皲裂引起。明代李梴曾在《医学入门》中云:"乳房结核,乃饮食厚味,愤怒忧郁,以致胃火上蒸乳房,汁化为浊脓,肝经气滞,乳头窍塞不通,致令结核不散,痛不可忍。"可见,胃热和肝郁是造成乳痈的根本因素。"高粱之变,足生大丁。"(《素问·生气通天论》)胃热者,乃厚味化火而上蒸,肝郁者,乃气滞壅塞不通,阳明为多气多血之经,乳房为阳明经所主,乳头为肝经所循。所以用佛慈逍遥丸(浓缩丸)每天3次,每次8粒,桃红四物片每天3次,每次2片,服三月可愈。分析:肝喜疏泄条达,今肝失条达,则肝郁气滞,毒热蕴结,气血壅滞,结于乳络,不通则痛,发为痈肿。逍遥丸合桃红四物,疏理肝气,化瘀散结,清热解毒,则病愈。

18. 佛慈六味地黄丸,灵活加减百岁延

六味地黄丸是个众人皆知的好方子,古代医家对其推崇备至,在调整人体功能方面作用非常突出,为人类健康做出了贡献。儿科专家钱仲阳在《小儿药证直诀》中将六味地黄丸主要用于小儿先天不足、发育迟缓等病症的治疗。当时肾阳虚用八味地黄丸,肾阴虚用六味地黄丸,这是古代医家薛己的实践,被后世医家认可,他们倡导的补肾观点对后世影响非常大,其中熟地是出自河南的怀地黄经酒蒸酒制九次才行,是补肾阴的主药,山萸肉是"杭萸",含核量控制在1%以内,牡丹皮是安徽凤丹皮,山药是怀山药,茯苓健脾利湿,泽泻可利水通淋,从处方组成看,可以达到三阴同补,即达到补肾阴、补肝阴、补脾阴的效果。

古人常言:"六味地黄益肝肾,茱山丹泽地苓专,更加知柏成八味,阴虚火旺自可煎,养阴明目加菊杞,滋阴都气五味先,肺肾两条金水生,麦冬加入长寿丸。"这段话的大意就是说六味地黄丸滋阴补肾,用于肾阴亏损,头晕耳鸣,腰膝酸软,骨蒸潮热,盗汗遗精,消渴等症状。本方由熟地、山萸肉、山药、牡丹皮、茯苓、泽泻六味组成。本方加

减灵活,其中主药也可根据病情而千变万化。如血虚阴亏以熟地为主药,遗精头昏以山萸肉为主药,小便次数多以茯苓为主药,小便淋漓以泽泻为主药,脾虚以山药为主药。其次,本方加减灵活,加入知母、黄柏名知柏地黄丸,加入菊花、枸杞名杞菊地黄丸,加入五味子名都气丸,加入附子、肉桂名桂附地黄丸,加入麦冬名麦冬长寿丸。人们常说,古代人跟着太阳作息,现代人跟着月亮熬夜,这样现代人伤阴的机会就多,中医认为夜属阴,如果夜里不休息或夜间活动过多会耗伤阴液,所以,现代人更应了解六味地黄丸的灵活妙用。中医认为肾主骨生髓,脑为髓海,如果用脑过度,可产生耳鸣、耳聋,如选用佛慈耳聋左慈丸治疗,则疗效确切。

佛慈六味地黄丸以熟地为主药,滋补肾阴,填精生髓;辅以山萸肉补益肝肾,涩精敛汗;以山药健脾补肺,固肾益精;配以泽泻除湿热,泻肾降浊、清肾之火、泻膀胱之热,通利小便;牡丹皮清肝火,凉血散瘀,除骨蒸之热;茯苓渗水利湿,使浊水下泻排出体外。本方"三补三泻",呈相反相成之势,使六味药物达到治疗肝肾的目的,而且对肾阴虚极为有效,且补而不腻,很少出现上火现象,能明显增强免疫力、抗衰老、抗低温、耐缺氧、降血脂、降血糖、降血压、改善肾功能、促进新陈代谢,并有较好的强壮作用,常用可以延年益寿。

19. 桂附地黄丸的临床妙用

桂附地黄丸由熟地、山萸肉、山药、牡丹皮、茯苓、泽泻、肉桂、附子组成,是治疗肾阳虚损的主要方剂,桂附地黄丸加减在治疗高血压、糖尿病、男性不育症、腰痛等方面均有显著疗效,从而说明中药研究必须在中医理论的指导下,要从全方位、多层次、多靶点入手,才能真正发挥中医药的特点,证不变则药不变,证变则药亦变。

◎ 中国中医药文化

中医药文献

1.《神农本草经》(简称《本经》)

成书于东汉末年,是假托神农,由秦汉时期众多医学家总结、搜集、整理当时药物学经验成果,集体创作的专著。该书载药 365 种,在药物分类方面创"三品分类法",是我国现存最早的药学专著,为我国早期临床用药经验的第一次系统总结,初步奠定了我国中药学基础,历代被誉为中药学经典著作。该书文字简练古朴,所载药物都确有实效,成为中药理论精髓。

2.《本草经集注》

成书于南北朝梁代,著者陶弘景。该书载药 730 味,创用了按药物自然属性分类的新方法,首先把 700 多种药物分为草、木、米食、虫兽、玉石、果菜和有名未用等七类,这种分类方法后来成了我国古代药物分类的标准方法, 在以后的一千多年间一直被沿用,并加以发展。本书问世后有很大的影响,唐代的《新修本草》就是在此书基础上补充修订而成的。

3.《新修本草》(简称《唐本草》)

成书于唐显庆四年,由苏敬、李勣等 23 人编著,载药 844 种。采用图文对照的方法,开创了世界药学著作的先例,具有较高的学术价值,从正式颁布之后就作为临床用药的法律和学术依据,是中古时期中国中医药学发展的一个里程碑。该书是我国历史上第一部官修本草,是我国最早的药典学著作。《新修本草》是世界上最早的一部由国家权力机关颁布的、具有法律效力的药学专著,被认为是世界上最早出现的药典,比世界上有名的欧洲纽伦堡药典要早 800 余年。

4.《经史证类备急本草》(简称《证类本草》)

由宋代唐慎微所著,载药 1558 种,附方 3000 余首,每药均有药图和图经,为后世保存了古代珍贵的方药文献资料。本书集宋以前本草学之大成,在明代《本草纲目》问世之前的 500 多年间,一直是研究本草学的重要文献。它取材广泛, 后世有许多已经失传或散佚的古书,可从其引文中略窥梗概。李时珍对它的评价是:"使诸家本草及各药单方,垂之千古,不致沦没者,皆其功也。"它不但具有很高的学术价值和实用价值,而且还具有很高的文献价值。

5.《小儿药证直诀》

成书于北宋,由被尊称为"儿科之圣""幼科之鼻祖"的儿科专家钱乙撰写。该书是我国现存最早的儿科专著,后人视之为儿科的经典著作。被后世称为"补阴方药之祖"的六味地黄丸即出自该书。

6.《本草纲目》

为明代伟大医药学家李时珍以毕生精力亲历实践、广收博采、实地考察,对本草学进行全面整理总结,历时 29 年编著而成。该书载药 1892 种,按药物自然属性分为 16 部、62 类。该书总结了 16 世纪以前我国人民用药的经验和知识。《本草纲目》集我国 16 世纪以前药学成就之大成,在训诂、语言文字、历史、地理、植物、动物、矿物、冶金等方面也有突出成就。本书于 17 世纪末即传播海外,先后有多种文字的译本,对世界自然科学也有举世公认的卓越贡献。它是几千年来祖国药物学的总结,不论从严密的科学分类,或是从包含药物的数目之多和流畅生动的文笔来看,都远远超过古代任何一部本草著作,是我国医药宝库中的一份珍贵遗产,被誉为"东方药物巨典",对人类近代科学以及医学方面影响最大。

7.《本草纲目拾遗》

由清代赵学敏所著,载药 921 种,其中新增药物 716 种。该书目的是拾《本草纲目》之遗,对《本草纲目》中的药物备而不详的加以补充,错简处做了重要的补充和修正。赵学敏编写《本草纲目拾遗》所引据的医药书达282家,引据的经史百家书目也达343家,包括当时罕见的钞本和珍秘本。该书是继李时珍《本草纲目》之后,对药学的再一次总结,对研究《本草纲目》和明代以来药物学的发展是一部十分重要的参考书,是清代最重要的本草著作,一直受到海内外学者的重视。

8.《中国药学大辞典》

1935年由陈存仁所著,该书曾用参考书二百余种,收录中国历代本草文献所载各种药物,每种药物均列出其正名、处方用名、古籍别名、外文学名等,除了载明其产地、形态、成分、效能、主治及用量等项,各药尚附有"历代著述考证""国外学说""近人学说"及"参考资料"等内容。1935年由世界书局出版,新中国成立后有重印本。该书为我国近代第一部具有重要影响的大型医药学辞书。

9.《科学国药》

创刊于1933年,由上海佛慈大药厂主编,当时共出版3集。1929年,爱国实业家玉慧观先生创建佛慈于上海闸北,"科学提炼,改良国药",去粗取精,首创中药浓缩丸。佛慈开中药生产工业化之先河,成为"中药西制"的倡导者和实践者。1933年至1936年,作为我国首创中药浓缩丸新剂型的上海佛慈大药厂,依据自身155个产品生产工艺条件及产品质量检测标准,编制并出版发行了我国中药浓缩丸首部产品质量标准——《科学国药》(共3集),将产品处方、质量控制标准毫无保留地对外公开,以便于同行业学习和促进技术交流。书中载有佛慈自主创新研发的中成药优美露、当归素、桔梗素、海藻晶等产品以及传统古方成药六味地黄丸、归脾丸、香砂六君丸等品种的浓缩丸剂型改良工艺。近代沪上名医、时任新中国医学院院长的朱南山先生曾为之作序云:"今该厂复有《科学国药》一书之编辑,汇列所出各种成药,逐一说明其成分、性味功效等,公开其秘,尤为难得。"

新中国成立后，佛慈注重对产品质量的不断提高和完善，积极主动参与历届国家药品标准的制定和对标准的不断完善提高工作。在《科学国药》基础上，由佛慈制定或提出，经甘肃省药品检验所复核后被先后收载于《甘肃省药品标准》(1978 年版)的共计 32 个品种；《甘肃省药品标准》(1988 年版) 共计 80 个品种；《中华人民共和国卫生部药品标准中药成方制剂》(第二册至二十册)中，共收载了 47 个品种；百合固金丸(浓缩丸)等被收载于《中华人民共和国药典》2005 年版一部。《科学国药》对我国现代中药工业的发展具有非常重要的影响。

10.《中药大辞典》

成书于 1975 年，由江苏新医学院组织编写。本书广泛汇集古今中外有关中药的文献资料，对中药学进行综合整理，为临床、科研、教学工作和中西医药结合，创造我国统一的新医学，提供了较为全面、系统的参考资料，是一部切合实际的中药专业工具书。该书分上、下册及附编三部分，共收载中药 5767 种，全书内容丰富、资料齐全、系统，引文直接标注最早出处或始载文献，具有重要的文献价值，是新中国成立以来中药最全面的巨型工具书之一。

11.《中华人民共和国药典》

1949 年中华人民共和国成立后，党和政府十分关怀人民的医药卫生保健工作，已编订了《中华人民共和国药典》(简称《中国药典》)1953 年版、1963 年版、1977 年版、1985 年版、1990 年版、1995 年版、2000 年版、2005 年版、2010 年版共九个版次。《中国药典》是国家为保证药品质量、保护人民用药安全有效而制定的法典；是执行《药品管理法》、监督检验药品质量的技术法规；是我国药品生产、经营、使用和监督管理所必须遵循的法定依据。现行版《中国药典》2010 年版一部收载药材和饮片、植物油脂和提取物、成方制剂和单味制剂等；二部收载化学药品、抗生素、生化药品、放射性药品以及药用辅料等；三部收载生物制品。《中国药典》的特色之一即在于它继承发扬了传统医药学的成果,并实现了中西医药学的结合。《中国药典》收载品种的标准为国家对该药品品种的最基本要求,符合我国药品生产、经营和管理的实际情况,对于保证药品质量、促进我国医药工业的发展具有十分重要的作用。

12.《科学国药——用药指南》

《科学国药——用药指南》于 2009 年——佛慈制药创建 80 周年之际,由兰州佛慈制药股份有限公司编辑,对佛慈现有 344 个药品生产批准文号的产品从处方来源、成分、功能主治、药理作用、临床应用等方面详加介绍,推广普及用药常识,提供用药服务,意在使佛慈良药被更多的消费者熟知并合理应用。本书融入了佛慈厚重的历史,以科学的态度、通俗易懂的语言编写,内容贴近实际,实用性强,是广大消费者了解佛慈、合理用药的指南,是佛慈在《科学国药》基础上的延续和进一步的升华。

……

◎ 佛慈制药大事记

一、创立初期

1929 年，创始人玉慧观先生在上海闸北区同济路 164 号创立"佛慈大药厂股份有限公司"，取"我佛慈悲，药物普救众生"之意，命名"佛慈"厂名，取佛光普照之意，命名了"佛光"商标。

1931 年，佛慈产品出口到日本、东南亚一带，以"选材道地、工艺精良、疗效确切、服用方便"受到海外华人的青睐。

1933 年，撰写佛慈大药厂《改良国药计划大纲》，设立佛慈中药研究所，依据药理药学实验数据，制定了我国中药浓缩丸质量标准，在《科学国药》第一集刊发，向社会公布。

在上海西藏中路 39 号设总发行所销售佛慈药品。

1934 年，采集贵、云、川道地药材，聘请德国、日本专家进行药理科学实验。

1936 年，出版佛慈《科学国药》第三集，对浓缩丸进行广泛宣传，社会政要为佛慈弘扬国药之精神所感动，纷纷题词，支持勉励佛慈发展国药。

二、战乱年代

1937 年，抗日战争爆发，佛慈天津分行被迫关闭。

1940 年 6 月，日本豪商仗势霸占了觊觎已久的佛慈总发行所。

1941 年，上海沦陷，总经理冯明政先生辗转经昆明至重庆，在重庆江南区海棠溪创建"重庆佛慈药厂"。

1945年8月，抗日战争胜利后，几经周折收回佛慈大药厂和总发行所。

1946年5月，上海佛慈药厂恢复生产，总发行所开始营业，与重庆佛慈药厂呈遥对并立之势。

1946年，在武汉中山大道1399号筹建汉口分行，经销上海、重庆两厂产品。

三、恢复时期

1949年，上海解放后，香港分行开始独立经营。

1949年9月，上海市军管会派员来到佛慈大药厂。

1951年，重庆佛慈药厂和汉口发行分行关闭。

1953年，佛慈创制了无色素当归浸膏片，载入《上海市医药产品规范》，上海佛慈大药厂产品工艺取得巨大成就。

技工熊锡金先生自行设计加工安装了滚筒式割丸机、真空干燥箱，用大型真空浓缩锅更替了小型锅。

1954年，熊锡金先生荣获上海市劳模称号。

1954年，聘请李凯女士为药师，负责工艺技术工作。

1955年，技工熊锡金先生自制了从药渣中回收酒精的蒸馏锅，为国家节约了大量酒精，为公司降低了成本。

1955年，技工熊锡金先生发明的割丸机，经上海医疗器械厂绘图后将机器图纸出口支援越南。

1955年，总经理冯明政先生患病去世，玉仁虹女士（玉慧观之女）出任总经理。

1955年11月，上海市制药工业实行全行业公私合营。

用药指南
YONGYAO ZHINAN

四、迁兰变化

1956 年,为支援大西北建设,利用甘肃当归优势及丰富的药材资源,报经国家化工部同意,佛慈药厂迁入兰州,39 名工人随企业迁兰。厂址:兰州市酒泉路 157 号。

1956 年 9 月 6 日,佛慈在兰州正式投产,企业改名为"兰州佛慈制药厂",商标沿用"佛光"。隶属兰州市工业局,出口业务继续由上海市土畜产进出口公司经营,出口产品仍然沿用上海佛慈大药厂厂名。

1958 年,职工人数增至 180 人,产品增加到近百个品种,以丸剂、酊剂、膏剂、水剂、西药片剂为主。

1962 年,兰州市城关区健民制药厂并入佛慈。

五、"文革"十年

1966 年,"兰州佛慈制药厂"被易名为"东风制药厂""兰州中药制药厂","佛光"商标被当作"四旧"破除,改为"岷山"商标。

1970 年, 佛慈制药厂从酒泉路 157 号搬迁到黄河北盐场路 44 号。

1972 年,王震同志以国务院业务组负责人身份来厂视察,王震在参观后说:"中药很有发展前途,'佛慈'是个老企业,在国内外都有影响,省、市政府要好好扶持佛慈。"(兰州市档案馆资料记载)

1973 年,完成产品复方杜鹃片的研制。

对常年生产的 89 个中成药品种经过科学合理地总结,再一次编制了佛慈制药《产品规范》,将产品处方、质量控制标准对外公开,为同行之间的学习和交流提供方便。

六、新的起点

1978 年,佛慈复方杜鹃片在全国科学大会上获得奖状。

国家医药管理总局成立,佛慈制药厂名列全国 19 个重点中药厂之一。

由佛慈制定或提出,经甘肃省药品检验所复核后,32 个品种的浓缩丸生产标准先后收载于《甘肃省药品标准》(1978 年版)。

有 80 个品种的浓缩丸生产标准收载于《甘肃省药品标准》(1988 年版)中。

《中华人民共和国卫生部药品标准中药成方制剂》(第二册至二十册)中,共收载了 47 个品种。

1979 年,外销业务由甘肃省土畜产进出口公司经营。

1980 年,佛慈当归丸获得甘肃省优质产品奖。

1981 年 6 月,恢复使用"兰州佛慈制药厂"厂名。

1981 年,佛慈金匮肾气丸荣获国家优质产品银质奖。

1983 年,佛慈制药厂成为国家 2000 个大中型骨干企业之一。

1983 年,当归浸膏片荣获国家优质产品银质奖章。

1984 年,实行厂长负责制,提出"以严治厂、以优制胜、以销促产、以新发展"的经营方针,确立"以质量求生存,以品种求发展"的发展思路。

1985 年,佛慈当归丸获国家优质产品奖。

七、改革开放 30 年

1986 年,实行厂长任期目标责任制。

1987 年,全面推行经济目标责任制,建立全面质量管理体系,实行三级质量管理、二级检验分析制度,实行质量系数法考核计奖。成立"兰州市中药研究所"。

1988年，确定了"以质量求生存、以品种求发展、以服务为宗旨"的经营策略。

1989年，先后在上海、深圳、海南、南宁、西安、温州建立经销部。

1991年，经济效益经国家统计局评估名列甘肃省大中型企业第16位。

1991年，获自营出口权，首次独立经营中成药出口业务，增加了中药浓缩粉品种。

1992年，被国家劳动部列为百家岗位技能工资试点企业，实行岗位技能工资制，实行企业内部全员劳动合同制。

1992年2月28日，中美合作经营的南北药业公司成立，作为甘肃省医药系统第一家合资企业，受到社会普遍关注。

1992年，中药研究所获准进入兰州市高新技术产业开发区。

1993年，与美国美威行贸易公司全面合作，成立中美合资兰州佛慈制药有限公司。

1994年，攻克日本全浸膏丸和全细粉丸的工艺技术难关，为扩大日本市场销量，增加创汇奠定了坚实的技术基础。

实行质量一票否决制。

1996年，GMP制剂车间竣工投产，并通过澳大利亚TGA组织GMP认证，产品在PIC成员国得到认可。

公司质量部被国家中医药管理局授予"质量管理检测先进集体"荣誉称号。

1997年，佛慈浓缩丸系列中成药经评审被认定为"陇货精品"。

1998年，自行设计制造了一台履式光丸助选机，在生产实践中发挥了良好的作用。

1999年，通过中国国家药品监督管理局GMP认证。

2000年，佛慈麦味地黄丸、鞣酸小檗碱原料及制剂、复方贯众阿司匹林片等11个品种由地方药品标准上升为国家标准，其产品质量标准被收载于《国家中成药标准汇编——中成药地方标准上升国家标准》。

2001 年,首次在中央电视台黄金时段投播产品广告,培育出公司拳头产品——佛慈六味地黄丸。

2002 年,甘肃省出现第一条以企业名称命名的大街——"佛慈大街";启用新包装,对产品实施双商标保护措施。

2003 年,名列甘肃工业 60 强。"佛慈"商标在美国成功注册。

2004 年,花百胶囊获得国家六类新药证书。

2005 年,着力开发乌克兰市场,在该国完成 40 种药品的注册。

2006 年,被国家商务部评定为首批"中华老字号"企业。

2006 年 12 月,通过日本厚生省 GMP 认证。

2006 年,独立研发的拥有自主知识产权的国家中药新药花百胶囊及其他 12 个特色产品,成为国家药品注册标准。

2007 年,提出"营销创新、制度创新、文化创新"三大创新思想。

2007 年 7 月,经兰州市人民政府批准,启动佛慈(IPO)股票首发上市工作。

实施 CIS 战略。确立"国药佛慈,慈心好药"核心广告语。

2008 年,全面实施"营销创新、制度创新、文化创新"发展战略。

2009 年,获得"甘肃省五一劳动奖状"。

被甘肃省科技厅、财政厅、国税局、地税局认定为"高新技术企业"。

佛慈《科学国药——用药指南》出版。

2010 年,"佛慈"注册商标被国家工商总局认定为中国驰名商标。

被国家科技部评定为"国家火炬计划重点高新技术企业"。

2011 年 6 月 1 日,正式向瑞典国家药品管理局提交佛慈浓缩当归丸欧盟药品注册申请;7 月 3 日,成功举办"2011 中药欧盟注册高层应对研讨会",发表《中药国际化兰州宣言》。

2011 年 8 月，以佛慈制药为依托单位的"甘肃省现代中药制剂工程技术研究中心"获甘肃省科技厅批准立项建设。

2011 年 12 月 22 日，佛慈制药股票在深圳证券交易所公开发行上市（股票代码：002644）。

2012 年 2 月，荣获甘肃省人民政府 2011 年度"省长金融奖"。

佛慈《科学国药——用药指南》一书荣获甘肃省人民政府颁发的第九届"甘肃省优秀图书奖"。

2012 年 12 月 22 日，佛慈阿胶产品正式面市。

2013 年，根据兰州市人民政府的统一规划安排，启动实施"出城入园"搬迁改造，在第五个国家级新区——兰州新区建设"兰州新区佛慈制药科技工业园"项目。

2013 年，设立兰州佛慈健康产业有限公司和甘肃佛慈中药材经营有限公司 2 家全资子公司，全力拓展公司大健康产业和中药材经营业务。

2013 年 5 月 15 日，佛慈制药和瑞典斯德哥尔摩大学共同组建"中瑞天然植物药和保健品研究中心"。

八、新时代 新佛慈 新征程

2014 年，佛慈制药被列入国家商务部和国家中医药管理局联合发布的首批"中医药服务贸易先行先试骨干企业（机构）名录"，是首批入选的 19 家企业（机构）之一。

2014 年 12 月，佛慈制药非公开发行 A 股股票申请获中国证监会发审会审核通过。

2015 年 3 月，佛慈制药被授予"2014 年度中国中成药行业会员企业出口十强"称号。

2016 年 3 月，佛慈制药被授予"2015 年度中国中成药行业会员企业出口十强"称号。

2016 年 10 月,佛慈制药第九次通过澳大利亚 TGA 认证。

2017 年 3 月,佛慈制药被授予"2016 年度中国中成药行业会员企业出口十强"称号。

2017 年 6 月,佛慈制药养生堂开业。

2017 年,兰州新区佛慈制药科技工业园正式建成,占地 574 亩,一期投资 13.4 亿,总产值 14 亿,市值约 60 亿。

2018 年 1 月,佛慈制药荣获 2017 年度甘肃省科学技术进步奖。

2018 年 3 月,佛慈制药荣膺"2017 年度中国中成药行业会员企业出口十强"。

2018 年 4 月 10 日,佛慈制药荣获"最美工厂奖"。

2018 年 6 月 22 日,佛慈科技工业园区正式开工投产,形成中药材前处理提取量 10000 吨、丸剂 4630 吨、固体制剂 1800 吨的年生产能力,年产浓缩丸 150 亿粒、大蜜丸 2 亿粒、片剂 5 亿片、胶囊剂 9 亿粒、颗粒剂 500 吨、液体制剂 160 万升。成为西北地区规模最大、工艺技术设施最为先进的现代化中药制药企业。

2018 年 9 月 8 日,佛慈制药入选"2017 年度中华民族医药百强企业"。

2018 年 11 月 8 日,佛慈制药院士专家工作站成立。

2018 年 12 月,佛慈制药入选"2018 中国医药企业品牌影响力百强榜"。

2019 年 2 月,佛慈制药上榜"甘肃省 2018 年度高新技术企业"。

2019 年 1 月,佛慈制药入选"甘肃省创新技术创新示范企业"。

2019 年 3 月 27 日,佛慈制药被授予"中国中成药行业企业出口十强"称号。

2019 年 4 月,兰州新区佛慈科技工业园取得日本厚生省颁发的药品 GMP 证书。

2019 年 5 月 9 日,佛慈制药入选"2019 中国品牌价值评价信息发布"老字号名单。

用药指南
YONGYAO ZHINAN

2019 年 6 月 5 日，佛慈制药入围"中国第二届 OTC 品牌宣传月活动"。

2019 年 10 月 7 日，佛慈制药举办 90 周年厂庆晚会。

2019 年 11 月，佛慈制药被授予"2018 年度甘肃省实施用户满意工程先进单位用户满意企业"。

2019 年 12 月 3 日，佛慈广场舞大赛荣获"2019 中国医药十大营销案例奖"。

2019 年 12 月 27 日，佛慈制药荣获"金骏马奖·最具工匠精神上市公司"荣誉称号。

2019 年 12 月 27 日，兰州佛慈科创有限公司成立。

2019 年，佛慈制药入选"2019 中国百强医药企业品牌影响力排行榜"。

2019 年，佛慈制药入选"2018 年度中国中药企业 TOP100 排行榜"。

2020 年 1 月 8 日，佛慈大药房总店开业。

2020 年 2 月，佛慈制药取得 75%乙醇消毒液及医用外科口罩生产资质。

佛慈

香砂

养 胃

温中和胃。
用于不思饮食，
胃脘满闷或
泛吐酸水。

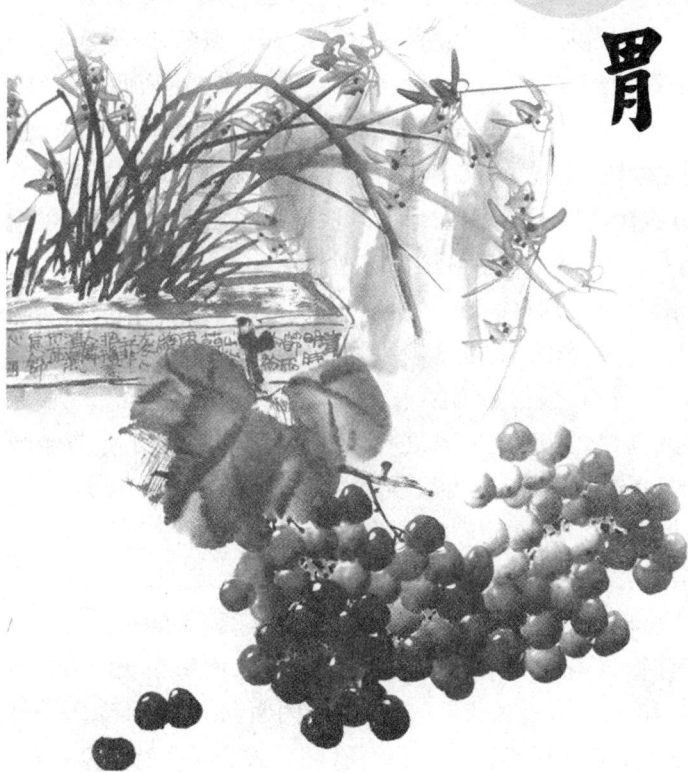

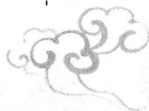

◎ 佛慈大药厂改良国药计划大纲

(本文源自 1933 年上海佛慈大药厂《科学国药》第一集)

第一章　缘起

药之为物,先医学而有,发端于古初人类之疗病。但某药治某病,某病用某药,全为当时人民经验所得之单方。历史愈久,经验愈多,药品日增,治法日备,于是留心济民者,集合众方,而作本草,而成药典。

按中国医学,创自神农黄帝;西洋医学,导源希腊希波克拉底。古代中西医药之学说,大同小异,多凭哲学之推想。中国先医之五行六气说,与西方古代之四大四液论,皆此时代之产物。然欧西自 19 世纪以来,脱离哲学的空想,渐趋科学的实验,医药之发达进步,一日千里。我国于东汉张仲景时代,颇重实际,医药之灿烂庄严,较诸其时西医,有过无不及。降及两宋,理学蔚兴,继有金元诸家,拾宋朝性理之余绪,敷衍阴阳五行之说,粉饰医术,而医药学遂大遭厄运。立言愈玄,去实愈远。后之学者,见玄言之易以钓名,群起效颦,其余毒至今未熄。其间虽有吴可之、王勋臣氏等出,提倡国医之革命,著书立言,敢冒不韪,然阳春白雪,和者无人,终归消沉。

然中国医药,系根据五千年来实地经验而集大成者,故其效力之伟大,与功用之确实,足为 20 世纪科学医药之基础。如能将古时经验所得之国产药物,革除金元以来陈腐的空想论法,而根据现代最新科学的医理,应用理化学的制药方法,以改良阐明,必能博环球医药界之欢迎,而学术上之国际地位,亦可骎骎日上。方今科学的改良运动,为我国医药界之最大急务。诚以世界日趋大同，欲使我国医药，竞美欧西，则必以科学相周旋，舍此别无实事求是之法。试观今日各国科学的医药学者，多注目于中国药物，热心研究，争先发明，如日本国立大学特设汉药研究科，欧美诸国各大药厂创制科学化之中国药品。吾人日闻某国药师自某中药抽出某种有效成分，某国医家自某中药验得治某病之特效剂，竞相发表于世界医坛。顾我国产药物，尚不脱草根木皮之旧态，徘徊于阴阳五行之迷路。呜呼！岂我神圣聪明之黄帝子孙，终无人发扬国药而光大之于世界者乎？

　　粤在民国十年，李平书、余伯陶、王祖德、郑平叔诸君，尝有鉴于此，慨然以改良国药为己任，创办粹华药厂于上海，努力三年之光阴，牺牲数十万之金钱，而竟因事与志违，遂至中止。而郑君平叔以百折不挠之精神，尽倾其私财，再接再厉，仍设国华药厂，期续前未竟之业，亦因时势不利而停顿。至民国十八年春，有当代高僧太虚大师门人冯剑光、冯明政等诸居士，凤闻郑君之令誉，志同道合，与之唱和，集资国币十万元，设计又经二年，方竣筹备，定名为"佛慈大药厂股份有限公司"，以国产药物之科学化为使命，虽不敢称我国药界之曙光，或可谓继承粹华药厂之主义者也。惟同人等发此宏愿，膺此巨任，知识有限，绵力难胜，故特将区区愚忱，告诸我各界同志，中西名宿，冀能俯鉴此心，随时指导，赐以嘉谟，则将来国药之改良，庶几成功，非但吾同胞之幸，抑亦全世界生民之幸。爰述缘起，敬希公察。

第二章　国产药物之科学的研究

　　本公司现设国产药物研究部，聘请中外医药专门大家，与中医富有经验者，任为研究员。用严正之科学方法，从事研究，其程序略述如下。

一、搜集参考图书

凡欲研究一学术问题，须先精查过去业绩，如贸然从事，往往徒劳无益。故特设图书室，购置关于中外医学、药学、化学、制药工业等诸重要参考书籍及各国医药杂志等，整理设备，以供研究员阅览考查。

二、药用植物学的研究

我国地大物博，药品之富，甲于天下，《神农本草经》已有 365 种，历代逐渐增修，至李时珍《本草纲目》，计列药品共有 1892 种，更加以赵氏拾遗，不下三千种，若设大海，茫无津涯，如欲从事实验，必先选择，方可下手，其方法有二。

甲、先设国产药物陈列室于研究部内，博采动植矿各种国药，备置以资研究员之选择取舍。

乙、次设药草试植园于适当地方，盖国产药物，采之植物最多，动矿次之。药用植物，大半求于高岭深谷之野生者，川黔滇桂诸省，崇山连绵，所产药物甚富，其质亦佳，然天然野生者，因频年采伐殆尽，产额日少，价值日昂，不事种植，难免绝种之一日。例如浙之象贝母，由川贝母移植而来，其功用亦不减于川贝母，其他各品，如能栽培得法，必收良果。

应用以上两种设施，可试药用植物学的研究，以选定优良品，改良种子，发明栽植之良法，且确定科学上分类及其学名，以资提倡。

三、药理学的研究

动物试验，为研究药理学上最重要一事，欲知药物之如何奏效与何种成分之奏效，以定药物功效之标准与中毒之分量，莫不赖是。今日中药之所以不能普及于世界，新医之所以不敢用中药者，以其未尝经过一番动物试验，不能确知其医治作用，究竟何如也。故饲养动物，如青蛙白鸽鸡犬牛羊猕猴家兔天竺鼠之类，以供研究员之任意采用试验，以为药理学的研究材料。盖经动物试验，可知其析出分离成分之药理作用，且能确定医用单位及其极量矣。

四、化学的研究

论药物之实际,能于生药阐明其奏效之理者,已能应用有余,不必再研究其化学的性质。然近世药物学进步以来,有待化学的性质明了,然后始能洞悉药理及其内含所有主要成分,决定化学原子式后,能应用化学集成法制造之,不必再取材于动植原料,故化学的研究,为近世药物研究之最高理法。科学应用之最妙神机,爰设化验室于研究部内,备置室中需要之器具,如显微镜、远心沉淀器、诸种干燥器、元素分析机器,各种微量分析机器以及种种化学上器械,与各种试药,以分析国产药物之主要成分,且确定化学原子式,以期应用化学的方法集成制造。

五、养成科学的研究人才

国产药物之科学化运动一事,言虽容易,行甚困难,盖缺乏适当之人才,以其条件之一。现今国内药科学校,不过数所,留外回国之药学者亦仅少数,普通医师之人才既如晨星,况要研究发明之高等技术士乎。本公司之初设研究部,首感困难者即不外乎人才问题。于是始聘留外回国之我国医药专家为基本职员,而加聘外国人专门学者为顾问,中外专家咸集一室,然后方得就绪。吾人鉴斯而感其难,遂一面选派聪俊子弟数人于德、日等国,使专门研究制药学术;一面教授青年学徒数十人于本研究部内,使之随习技术,以资他日学成出世,使作改良国药之先导,为人类社会服务贡献。

六、发表科学的研究成绩

医药学系积阅历经验而成,以前人之所知,传诸后人,发明愈多,则人类社会获益愈广。欧西之医药学以公开为主旨,苟有所得,竞相流传,于是知识之范围愈推愈广,至于今日有灿然大备之观,后之来者,尚骎骎乎以发明为己任,精益求精。本公司研究部,严守科学者的态度,打破古来"秘不授人"之传统陋习,当将研究所得之结果,发表于中外医界,以尽科学者之义务。以期多少贡献于人类。

用药指南
YONGYAO ZHINAN

第三章　国产药物之科学的制造

一、聘用专家负责调制

按汉唐以前,医与药并不分业,凡丸散膏丹饮片等,皆归医生亲自炮制修合。宋元以来,医药分途,自是人类生命所关极重之药业,渐移于药商药工之手。现今国内各药铺之药工,俗称刀上先生,概非药科出身,只守师徒相传之成法,多不认识药物之性能功用,故其炮制工作,不能不谓其非科学之甚矣,坐此致今日中药信用,日落千丈,无可讳言。本厂特聘中西药科大学毕业经政府公许之药师为制药部主任,督率技工及制药生,根据科学的方法,应用理化学的器械,尽诚努力,负责调制,期达改良国药之目的。

二、鉴定原料严选道地

从来中药之设,不以科学为基本,专以谋利发财为目标,今之药肆,伪货充斥,市价昂贵者货尤多伪,鱼目混珠,以假乱真,违背开方之医理,贻害服药之病家者,指不胜屈,此已为今日一般中药界公开的秘密,无人不知。由是本厂采办原料药品,务须严选,由专门家经种种科学的试验方法,详细考查,确认真正道地货品,然后方得配制,以期提高国产药物之信誉。

三、科学化之调制

现今吾人日用诸物,无一不浴现代文化之惠泽而改良便利者,唯国产药物,依然保守古始的状态,无非草根木皮之丸散饮片,绝无现代科学的工业色彩,外形既不雅洁,内容亦多粗杂;炮制之术,不合于药理;服用方法,又非常不便。较诸西药,雪散晶粉,银精玉液,定量之确实,制造之精美,诚有霄壤之别。无怪国人日趋西药,渐远中药矣。是以本公司设制药厂于上海同济路,由德国购入蒸汽锅炉、真空汽热煎药机、药滓压榨机、真空蒸馏机、真空排气机、药材切片机、药材捣碎机、磨粉机、筛粉机、炼合机、制丸机、制片机、丸药加衣机、金银糖衣润光机、高周波电流机、紫外线发生机、自动计数机、作业连续机、纸袋制造机、嵌栓机、干燥机等各种机械，皆用蒸汽及电力运转工作，且应用各种理化学的药品及器具，某药须用何法制炼，某根须用何法浸制，某药须要其结晶，某药利用其沉淀，宜丸宜膏，或液或粉，莫不根据现代科学的制药方法。要之，将国产药物之原料，应用科学的技术，改良制造西药式之中药，供诸全世界之医院病家，为本厂计划改良国药之最大目标。

四、公开制药提倡改良

从来中医药家，多以"秘不授人"为不成文律，故除"推拿""针灸"既失传外，验方奇药之埋没于草野青囊者，亦不知凡几，以致成今日之衰退。本厂尊诸孙总理"天下为公"之精神，于每月定期开放药厂，公开药方，邀请各界共同研究，敬乞高明之指教，借作改良之模范。

第四章　营业方针（略）

第五章　慈善医疗之实行（略）

◎ 佛慈药厂改良国药标准大纲

(本文源自 1936 年上海佛慈大药厂《科学国药》第三集)

本厂为改良国药起见,根据本厂改良国药大纲(参看科学国药第一集)第三章各项,采用科学方法,逐渐改良,爰制定标准大纲如下。

第一章 制药标准

一、凡本草及我国各方书所载之药物炮制法,除其违背近世学理者外,概整理保存,且用科学方法,发扬光大之。

二、中华药典及外国药典所载之国产药物,其制法概依中外药典而制造之。

三、近代研究国药之中外诸学者,既发明其所含有之成分者,其数颇多,而其成分之医治作用,与国医开方之药理相同者,概依该诸学者之发明新法而制造之。

四、其药物确有实效,而制法欠善者,则采用现代新科学的制药技术,而改良之。

五、其药物无实效,而其理论又不合科学方式者,则删弃之。

六、凡属确有实效之国产药物,为我国固有医药方书所无者,则采用近世学说补充之。

七、国产药物中,其有效成分,业经中外药典收载,及中外诸学者发明公认者,其医治作用,虽与国医开方之固有药理有所不同,概依其新发明之方法而制造,以便中西医诸公之采用。

第二章　改良饮片之标准

一、聘用专家负责调制

按汉唐以前，医与药并不分业，凡饮片丸散膏丹等，皆归医生亲自炮制修合。宋元以来，医药分途，自是人类生命所关极重之药业，渐移于药商药工之手。现今我国药工，概非药科出身，只守师徒相传之成法，多不认识药物之性能功用，故其炮制工作，多不合于科学，坐此致今日中药信用，日落千丈，无可讳言。本厂特聘中西医药学专家为制药部职员，督率技工及制药生，根据科学的方法，应用理化学的制药器械，尽诚努力，负责调制，达改良国药之目的。

二、鉴定原料严选道地

近来中药之制法，不以科学为基本，专以营业为目标，人心不古，伪货颇多，市价昂贵者货尤多伪，鱼目混珠，以假乱真，违背开方之医理，贻害服药之病家，良可慨也。由是本厂采办原料药品，务须严选，由专门家经种种科学的试验方法，详细考察，确认真正道地货品，然后方得配制，以期提高国产药物之信誉。

三、派员产地采取干燥

凡国药之采取于植物界者，十居其七，而其采取及干燥方法，随其时期与温度如何，致影响于效力，有重大之关系。故本厂设原药采办处于四川重庆、广东广州、云南昆明、山东青岛、辽宁奉天、福建厦门及其他重要药材特产地，委派专家，早春晚秋，按时采办，依科学的方法，或曝干或阴干，务使保存丰富之天然成分，以期得药到病除之实效。

四、应用科学改良调制

从来国药之炮制方法，有火制(煅、煨、炙、炒)、水制(浸、泡、洗)及水火共制(蒸、煮)之三大法，此外更有酒制、姜制、入盐、用醋、童便制、米泔制、乳制、蜜制、陈壁土制、面煨与曲制、黑豆与甘草汤浸及羊酥与猪脂涂烧或渗骨等诸法。惟其炮制器具,尚属幼稚,制药技术,固未发达,制药工程中,不免损失其有效成分。是以本厂采用最新式各种制药机器,根据本草纲目之修治法,且以科学的方式,改良调制之。

五、不重外观注重成分

中国药物确有独特之功效,西医今多采用,外人正在搜罗,当归、桔梗畅销于德国,大黄、麻黄风行欧美,远志、杏仁等数十种汉药,已被收载于日本药典,彼等外人之对中药研究,有一日千里之势,我国虽有久远之历史,而反日行退步者何也,此无他,因外人取其精华,去其糟粕,而国人,则恰得其反,去精华而取渣滓也。盖药物之功效,在于所含之有效成分,而不在乎外形美观,试看今日市上制售之饮片,概不根据本草纲目之修治方法,只守苏州宁波两帮药工老先生遗下来之真传口诀,竭尽非科学之炮制,只以制片极薄,颜色光亮,为一能事。故凡使树皮草根,泡之又泡,浸之又浸,漂之又漂,例如法制半夏一味,约经四十九天之泡浸漂洗,至咀嚼无味后,方始制片,薄白如纸,雪白漂亮,俗所谓亮光片者是也。然若检查其内容,则其有效成分,悉归乌有,以是附子、大黄、当归、桔梗、防己之类,在外国医院,发挥灵效,而至国医开方,则力薄效乏,其理专在乎保存有效成分与否而已。本厂为提倡改良国药起见,绝对打破时人错误之观念,根据本草实验之正法,务须保存各药物之有效成分,使发挥固有之功能,以期符合医师开方之原则。

六、剧毒药品严密配方

国药中有普通药、毒药及剧药等三类。普通药,则药性和平,人皆可安心使用;至毒剧性药物,则其极量如有毫厘之差,实有中毒之危险。故本厂改良饮片部,特设毒剧药贮藏橱于发行所内,严重锁藏,凡配方时,负责调剂人,须一一详细检查,严重注意,须在顾客面前,称其分量后,签名盖章,以昭慎重。且另备有"毒剧药品表",在编辑中,广赠各界,以资参考。

七、说明药理指导煎药

煎药为制药学上之一种重要技术,故虽有名医开方,灵药配剂,若其煎法一违药理,则归无效。盖国药除矿物性及其他几种特殊药品外,概以煎出天然的有效成分为目标。故煎器之选择,溶媒(水或酒醋等)之指定,火力之缓急,入药之先后,与煎药时间之久暂等,实有重大之关系。以是,本厂改良饮片部,印有《煎药法及服药法》一书,奉赠各界,指示煎服之方式。且配方时对各种饮片,附赠其《药理说明书》,使煎服者明知其药物之异名、产地、性状、气味、成分、效能等之概要。

第三章　提精配方之标准

现今吾人日用诸物,无一不浴现代文化之惠泽而改良便利者。唯国产药物,依然保守古始的状态,无非草根木皮之饮片,绝无现代科学的工业色彩,外形既不雅洁,内容也多粗杂,炮制之术,多不合于药理,服用方法,又非常不便,较诸西药,雪散晶粉,银精玉液,定量之确实,制造之精美,称有霄壤之别,无怪国人日趋西药,渐远中药矣。是以本公司设制药厂于上海同济路,由德国购入蒸气锅炉、真空汽热煎药机、药汁榨取机、真空蒸馏机、真空排气机、药材切片机、药材捣碎机、磨粉机、筛粉机、炼合机、制丸机、制片机、丸药加衣机、金银糖衣润光机、嵌拴机、低温干燥机等各种机械,皆用蒸汽及电力运转工作。且应用各种理化学的药品及器具,某药须用何法提炼,某根须用何法浸制,某药须要其结晶,某药利用其沉淀,宜丸宜膏,或液或粉,莫不根据现代科学的制药方法。要之,将国产药物之原料,应用科学的技术,改良制造西药式之中药,供诸全世界之医院病家,为本厂改良国药之最大目标。兹将提精配方之标准,略述如下。

一、凡提精之原料药品,须选择上等道地药材,与本厂改良饮片之品质完全相同者为标准。

二、国医开方多用复方，故每一帖药，概不下十数味，而其分量，亦达一两五至三两重为普通。与西药开方多不过二三克之药量，大不相同。因此，本厂之提精配方，先以服药方法之简便为前提，凡饮片提精，随其药性为浸膏粉、浸膏、流浸膏、油、水或粉末等状态后，至配方时，将此等各种形态之药精，再加以蒸馏水适量，调和为药水，以便服用。

三、凡饮片提精除不合现代学理之几种外，皆先根据本草纲目修治法，炮制切片后，复应用科学方法而提精，以副国医开方之原理。以是本厂之药精与饮片之煎汁，其药理作用，完全合一。而惟药精则定量正确，奏效神速，既省煎药之烦累，兼有服用之简便。

四、本厂之饮片提精，以其药物之成分如何，而定其制剂之种类，略述如下。

甲、含有挥发性成分之药品，概用真空煎药机或真空蒸馏机，抽出其有效成分，为水剂或酊剂。

乙、植物性药品，而无挥发性成分者，随其树脂成分之多寡及其他成分之关系如何，制成浸膏粉、浸膏或流浸膏。

丙、凡矿物性或动物性药品，而为中外药典收载者，概依其药典精制之。但中外药典中，尚无收载者，姑依古法炮制后，使其煎汁提炼浓缩之。

丁、凡忌铜铁之药物，概用瓷制煎药器，而提炼之。

戊、国药之特征在应用天然之成分，如加以强大之热力或光线，则不免破坏或遗失其有效成分，是为改良国药上最大注意之要点。故本厂之饮片提精，概用真空煎药法或调节蒸汽加热法等，务使低温慢煎，以保存天然的全成分为标准。

五、饮片提精之药量，概以上等饮片之第一煎及第二煎所提之煎汁总量为标准。故提精配方之药量，可分二次服用，则其药量与普通饮片之两次煎服量，完全相同。但配方时，附呈饮片提精定量表，以资参考。

六、凡本厂提精之一切药品，概应用科学方法，抽出有效成分而制造者。故其制品之耐久贮藏，与西洋制植物性提精药品，完全相同，绝无变质之虞。盖本厂制品，皆根据中外药典之制药方法，制浸膏粉或浸膏剂等，绝无一点水分掺杂在内，如贮藏得法，虽不用防腐剂，可恒久保存，绝无腐败之虑，此乃中外诸学者及本厂研究部业经实验者也。

七、本厂研究部，现将一切国药提精制造之实地经验，编辑《中国新药物学》一书，拟公诸世界医坛，一俟编印，广赠国内外杏林界诸公，以资提倡，特此预告。

第四章　医用丸散之改良制造

1. 我国古传丸散膏丹中确有实效，而为现今医师临床应用者，概当采用，改良制造之。

2. 国药中有名无实之成药及违背学理与人道之丸散等，一概删弃，不制不卖。

3. 医药学系积阅历经验而成，以前人之所知，传诸后人，发明愈多，则人类社会获益愈广，欧西之医药学以公开为主旨，苟有所得，竞相流传，于是知识之范围，愈推愈广，至于今日有灿然大备之观。后之来者，尚骎骎乎以发明为己任，精益求精。本厂严守科学者的态度，当将研究所得之结果，发表于中外医药界，以尽科学者之义务，以期多少贡献于人类。

从来中医药家，多以"秘不授人"为不成文律，故除"推拿""针灸"既失传外，验方奇药之埋没于草野青囊者，亦不知凡机，以致成今日之衰退。本厂遵孙总理"天下为公"之精神，于每月定期开放药厂，公开一切丸散膏片之药方，邀请各界共同研究，敬乞高明之指教，藉作改良之模范。

4. 市上流行之旧式丸散膏丹,其制法多不合于科学,世所共知,本厂运用近代最新制药技术,将各种原料药品,抽出有效成分后,制成丸散或膏丹,有量少、效大、服用简便之特征。

5. 动物实验,为研究药理学上最重要之一事,欲知药物之如何奏效与何种成分之奏效,以定药物功效之标准与中毒之分量,莫不赖是。今日中药之所以不能普及于世界,新医之所以不敢用中药者,以其未尝经过一番动物试验,不能确知其医治作用,究竟何如也。故饲养动物,如青蛙、白鸽、鸡、犬、牛、羊、猕猴、家兔、天竺鼠之类,以供研究员之任意采用试验,以为药理学的研究材料。盖经动物试验,可知其析出分离成分之药理作用,且能确定医用单位及其极量矣。

本厂研究部,拟将药理学的研究结果,随时发表,以资研究国药家诸公之参考。

第五章　本厂与国医团体之合作

医药两者,虽为二事,然于人生如有所需要时,则并无缓急轻重之别。世绝无离药之医,而能竟医之功,亦绝无离医之药,而能收药之效,医药两者,乃相辅而行,相因为用者也,其关系之密切,确有唇齿相依、形影相随、不可须臾分离之状。故在昔时,有由一身兼理之事实,待其渐进于繁复之后,始形成于形式上的分工,此乃为精益求精之必然现象。溯自科学昌盛以来,则更进而设校分科以研究之,所以今日之医药,得有一日千里之进步。

以是本厂一面与上海市各医学院切实合作,一面聘请各科专门名医,设佛慈诊疗所于本厂总发行所楼上,采用中西医术之特长,应用改良提精之科学国药,及欧美最新发明之各种医疗器械,疗治内外妇幼之诸科疾病为目的,以作将来设立佛慈医院之基础。

上海佛慈大药厂《科学国药》标准目次

临床实验特效剂

中风预防及医治特效药——海藻晶

癫痫特效药——镇心断痫丹

起死回生解毒止痛剂——救急丸

镇痛镇痉镇静剂——救痛宁

补肾强壮特效药——肾气丸

遗精治疗剂——金锁固精丸

长生防老剂——无量寿

治咳化痰特效剂——佛慈桔梗素

润肺化痰特效药——佛慈杏仁精

健胃消化特效药——开胃灵

妇人科调经温宫特效药——佛慈当归素

小儿科诸病特效药——保婴丹

小儿营养剂——人工太阳元

便秘症特效药——天天通

补肾强精剂——参灵酒

眼科圣药——活泼淋

滋补强壮剂

十全大补丸　人参固本丸　人参营养丸　天王补心丹　归脾丸　黑归脾丸　柏子仁丸　左归丸　右归丸　三才封髓丸　琼玉丸　两仪膏　参桂百补丸　健步虎潜丸　八珍丸　朱砂安神丸　柏子养心丸　斑龙二至百补丸　真人还少丹　琥珀定志丸　孔圣枕中丹　河车大造丸　长生不老丹

用药指南 YONGYAO ZHINAN

补肾强精利尿剂

六味地黄丸 知柏八味丸 桂附八味丸 肉桂七味丸 附子七味丸 八仙长寿丸 耳聋左慈丸 通关滋肾丸 杞菊地黄丸 明目地黄丸 大补阴丸 水陆二仙丹 小安肾丸 荆公妙香散 归肾丸 磁石地黄丸 医门黑锡丹 五子衍宗丸 扁鹊玉壶丸 磁朱丸 震灵丹

伤寒诸风治疗剂

牛黄清心丸 万氏牛黄清心丸 至宝丹 紫雪丹 人参再造丸 大活络丹 小活络丹 苏合香丸 川芎茶调散 凉膈散 防风通圣散

补肺化痰止咳剂

二陈丸 礞石滚痰丸 指迷茯苓丸 清气化痰丸 三因控涎丹 百合固金丸 宁嗽丸 十灰丸

健胃消化剂

香砂六君丸 沉香化气丸 枳实导滞丸 人参健脾丸 香砂枳术丸 越鞠丸 枳术丸 保和丸 逍遥丸 资生丸 五味异功散 木香顺气丸 橘半枳术丸 葛花解醒丸 小温中丸 中满分消丸 乌梅安胃丸

整肠收敛缓下剂

理中丸 附子理中丸 补中益气丸 木香槟榔丸 香连丸 止痛良附丸 脏连丸 平胃丸 四神丸 二神丸 戊己丸 左金丸 二十四制清宁丸 润肠丸 更衣丸 当归龙荟丸 大黄蟅虫丸 脾约麻仁丸

暑湿痧疫救急剂

清暑益气丸　藿香正气丸　卧龙丹　武侯行军散　太乙紫金锭　八宝红灵丹　蟾酥痧气丸　辟瘟丹　纯阳正气丸　六合定中丸　甘露消毒丹

妇人科疾患治疗剂

妇科营养丸　四物丸　愈带丸　调经种子丸　益母草膏　白凤丸　妇科宁坤丸　四制香附丸　七制香附丸　益母丸

小儿科诸病治疗剂

小儿万病回春丹　琥珀抱龙丸　牛黄抱龙丸　小儿化痰止咳丸　使君子浆　肥儿丸　小儿化痰丸

疝气脚气淋渴治疗剂

济生橘核丸　二妙丸　三妙丸　白浊丸　三层茴香丸　草薢分清丸

外科各症治疗剂

西黄醒消丸　保安万灵丹　琥珀蜡矾丸　七厘散　小金丹　内消瘰疬丸　拔毒膏　癣药水

安宫牛黄丸急重症临床应用专家共识

世界中医药学会联合会急症专业委员会，中国医师协会急诊医师分会，中国中西医结合学会重症医学专业委员会，中国中西医结合学会急救医学专业委员会。

执笔人：方邦江,于学忠,郭力恒,李志军,王岗,潘志国,芮庆林,黄小民,陈海铭,张忠德,杨荣源,徐俪颖,张文。

安宫牛黄丸(angong niuhuang pill, ANP)出自清·吴瑭《温病条辨》,是中医临床各科治疗高热烦躁、神昏谵语等急危重症的重要抢救药物,至今已有 220 余年。目前全国多个厂家生产该药,其中北京同仁堂、兰州佛慈制药、杭州胡庆余堂最为代表,生产历史悠久,迄今百余年。该药收录于《中国药典)1963 年版(一部)至 2015 年第一增补本等十余版,并收录于《国家急抢救药物目录》《新药转正标准》《中药成方制剂》,纳入 2009 版、2012 版、2018 版《国家基本药物目录》,纳入《国家医保目录》2004 版、2009 版、2017 版,医保类别医保目录甲类。目前广泛适用于临床各种原因导致的高热、惊厥、昏迷等意识障碍或神经功能损伤等疾病,获得《中国急性缺血性脑卒中急诊诊治专家共识》《中国急性缺血性脑卒中中西医急诊诊治专家共识》《脓毒症中医诊疗专家意见》《中医内科常见病诊疗指南》《中医急重症学》、《脑出血中医诊疗指南》《手足口病临床技术指南》《甲型 H1N1 流感诊疗方案》《H7N9 禽流感诊疗方案》 等多个专家共 识和诊疗指南的推荐。

近年来,国内中西医临床对 ANP 治疗急危重症进行了大量理论探讨、实验研究和临床观察,为了规范 ANP 的临床应用,世界中医药学会联合会急症专业委员会、中国医师协会急诊医师分会、中国中西医结合学会重症医学专业委员会、中国中西医结合学会急救医学专业委员会组织国内急危重症专家对其临床疗效和安全性进行讨论，并编写形成了 ANP 急重症临床应用专家共识，以期对临床应用 ANP 起到一定指导作用。

一.ANP 的基本介绍

1. 中药配伍组成。

ANP 属传统中医急救药物，素有"救急症于即时，挽垂危于顷刻"之美誉。其主要成分为牛黄、郁金、犀角、麝香、黄连、黄芩、栀子、朱砂、珍珠、冰片、雄黄、金箔 11 味药，方中牛黄味苦(凉，清心解毒，熄风定惊，豁痰开窍;麝香芳香开窍醒神;犀角苦凉，清心解毒，避秽开窍。三味相配，清心开窍，凉血解毒并为君药。臣以黄连、黄芩、栀子清热泻火解毒，以助牛黄、犀角清解心包热毒之力；冰片、郁金芳香避秽，化浊通窍，以增麝香开窍醒神之效。佐以朱砂、珍珠镇心安神，以除烦躁不安;雄黄助牛黄以豁痰解毒。炼蜜为丸，和胃调中，金箔为衣，重镇安神，共为使药。全方清热泻火，凉血解毒，芳香开窍。

2. 有效成分及现代药理学研究。

《中华人民共和国药典》2015 年版对 ANP 中的胆红素、黄芩苷、盐酸小檗碱的量进行了限定。此外,ANP 中除黄芩苷、盐酸小檗碱外，仍含有多种有效成分共同作用发挥药效，如黄芩中除所含的汉黄芩苷具有抗菌、抗病毒、抗凝血的作用外，所含的汉黄芩素还具有抗炎、解热的作用;栀子中所含的栀子苷具有抗炎、解热等作用,所含的京尼平苷酸也具有抗氧化的作用。通过研究天然牛黄和 ANP 中胆汁酸的药代动力学可发现,ANP 中某些非牛黄成分可促进天然牛黄胆汁酸的吸收与组织分布。在针对结核性脑膜炎的研究中,ANP 中的冰片不仅对胃肠道有促透作用，能明显提高利福平等药物的生物利用度，而且可以促进药物透过血脑屏障，使药物在脑中的浓度升高。说明 ANP 的药理作用是多种药物协同作用的结果。

3. 毒理研究和不良反应。

（1）急性毒性将相当于临床用量 6 倍的 ANP(3g,qd)及等量的雄黄、朱砂与亚砷酸盐和氯化汞对照，分别对小鼠进行灌胃观察 8 h 后发现，亚砷酸盐和氯化汞对肝肾的功能损害、砷汞累积、病理改变以及金属硫蛋白诱导都比 ANP、雄黄、朱砂严重得多。

（2）长期毒性将临床用量 6 倍的 ANP 及等量的朱砂、雄黄与氯化汞、甲基汞、亚砷酸钠和砷酸氢二钠对照研究，分别对小鼠连续灌胃 6 周，结果发现，甲基汞和氯化汞不仅造成小鼠体质量下降和肾功能损害，而且引起肾内大量汞累积，在肾病理损害程度方面，甲基汞和氯化汞最为严重，亚砷酸钠和砷酸氢二钠中等，雄黄较轻，朱砂和 ANP 则基本没有损害，显示 ANP、雄黄、朱砂的长期毒性远低于常见的砷化物和汞化物。

（3）不良反应。选取急性脑卒中患者 64 例，随机分为两组，其中治疗组除常规治疗外，加用 ANP(3g,qd)治疗，疗程 5~7 天，结果显示，治疗组出现消化道不适（1 例）和皮肤瘙痒（2 例），停药后症状均消失，说明 ANP 的不良反应较少。将 80 例缺血性脑卒中急性期痰热证患者随机分为观察组和对照组，在常规治疗基础上观察组加用 ANP(3g,qd×7 天)，结果显示，在治疗期间出现皮肤瘙痒（对照组 2 例）和消化道不适（观察组 1 例），停药后以上不良反应均消失，提示 ANP 不良反应发生率较低。

4. 作用机制。

（1）神经保护功能。通过采用大脑中动脉栓塞与大脑中动脉缺血再灌注两种动物模型发现，ANP 可通过降低大鼠的乳酸脱氢酶（10%~12%）和丙二醛（22%~30%），显著升高超氧化物歧化酶活力（15%~36%）和谷胱甘肽（14%~36%），从而改善氧化应激损伤而对实验性脑缺血有保护作用。通过采用大脑中动脉线栓法建立脑缺血模型，发现 ANP 可能通过上调缺血后神经元内磷酸化蛋白激酶 B 表达，抑制神经元凋亡的发生。通过采用线栓法制备大脑中动脉梗死大鼠模型,发现 ANP 能明显改善脑缺血大鼠血液黏稠度、血小板聚集率,升高红细胞变形性,降低红细胞聚集性,表明 ANP 对脑缺血损伤具有脑保护作用。ANP 能通过减轻脑水肿、降低脑系数从而保护脑细胞,改善脑出血后大鼠神经功能。此外,ANP 可明显提高高血压大鼠脑出血后脑组织 B 淋巴细胞瘤-2 基因 mRNA 的表达,减少细胞凋亡的发生, 改善自发性非创伤性脑出血后大鼠神经功能;ANP 能明显减少大鼠脑出血急性期脑组织中一氧化氮含量, 明显降低一氧化氮合酶活性,对脑出血急性期的大鼠具有脑保护作用。

(2) 解热镇静作用。以伤寒菌苗致家兔发热、戊巴比妥钠诱导小鼠睡眠、$NaNO_2$ 诱导小鼠缺氧死亡为模型,观察 ANP 的药效学作用,显示其有明显的解热作用,与戊巴比妥钠有明显的协同镇静作用,对 $NaNO_2$ 诱导的小鼠缺氧死亡有明显的保护作用。

(3) 抗炎作用。ANP 具有降低脓毒症大鼠血浆内毒素和肺脏髓过氧化物酶的作用,在一定程度上减轻脓毒症对肺组织的损伤,对脓毒症具有一定的干预作用。通过采用大鼠原代中脑神经元—胶质细胞联合培养,利用脂多糖激活小胶质细胞引起炎症反应后,通过 3H 多巴胺掺入法检测多巴胺能神经元的功能,采用荧光探针检测细胞内超氧化自由基的水平, 通过 Real-time PCR 法检测细胞中炎症因子 mRNA 的表达,并用 ELISA 法和 Western blot 法检测炎症因子蛋白含量的变化,发现 ANP 能拮抗脑内炎症反应。

二.ANP 在急重症中的应用建议

1 脑卒中

(1) 血性脑卒中。一个包含 9 项研究共纳入 553 例患者的 Meta 分析显示,ANP 具有改善血性脑卒中急性期患者,神经功能缺损状况的作用, 且安全性较高。一个包含 160 例急性脑梗死患者的实验结果显示,采用 ANP 联合纳洛酮注射液治疗的患者神经功能缺损评分明显低于仅用纳洛酮注射液治疗, 显效率和总有效率明显高于对照组。并有研究证实,ANP 有明显的降脂、改善脑水肿、增加格拉斯哥昏迷评分(GCS)、促使神经功能恢复的作用。将 ANP 用于冠状动脉搭桥术后并发缺血脑卒中(阳闭)患者,发现其能促进搭桥术后 4h、12h 患者美国国立卫生研究院卒中量表(NIHSS)评分的降低,并且降低患者 GCS 评分达到 15min 的时间,对改善搭桥术后缺血性脑卒中(阳闭)患者早期的神经系统功能可能有效。针对肝阳上亢型、痰热证急性缺血脑卒中患者,加服 ANP 后患者神经功能改善明显优于对照组。将 96 例急性缺血脑卒中患者按入院先后分为两组,治疗组加用 ANP,2 周后治疗组的 NIHSS 评分低于对照组,有效率(92%)明显高于对照组(59%)。表明 ANP 对缺血性脑卒中患者具有确切疗效,可明显改善患者神经功能损伤和脑水肿,促进苏醒,且对于临床上错过溶栓时间窗的患者,ANP 可改善预后。

(2) 出血性脑卒中术后。

应用 ANP 治疗出血性脑卒中(3g,bid×7d),总有效率(82.5%)高于单用西医手术治疗对照组 (63.5%)。对急性出血脑卒中的保守治疗,加用 ANP 对于逆转意识障碍、降低并发症的发生、促进神经功能恢复有明显疗效。表明 ANP 对出血脑卒中患者具有确切疗效,改善患者功能损伤和脑水肿,促进苏醒。

2. 颅脑损伤。

重度脑损伤早期鼻饲 ANP,可部分地替代降温药和镇静剂,减少糖皮质激素的用量。在脑弥漫性轴索损伤中加用 ANP 后,具有明显的促醒、降温和改善大脑去脑强直状态、促进中枢神经系统功能恢复、降低病死率等作用,提高 GCS 评分。表明 ANP 对颅脑损伤患者具有镇静、改善神经功能损伤和脑水肿、促进苏醒等作用。

3. 高热、惊厥。

对高热昏迷患者加用 ANP 可获显效,相同疗程内达到体温正常、意识清醒比率高于对照组。针对发热的急性脑卒中患者,加用 ANP 治疗后能更有效地降温、改善神智、控制抽搐。ANP 预防小儿热性惊厥疗效优于地西泮。表明 ANP 具有降温、抗惊厥等作用,可适当应用于具有发热、惊厥等的急性胰腺炎、肝炎、脓毒症、中暑、小儿高热等患者。

4. 缺血缺氧性脑病。

对中、重度缺氧缺血性脑病的新生儿加用 ANP 治疗，发现 ANP可明显缩短意识恢复、原始反射恢复、止惊和肌张力恢复的时间，脑电图恢复快，对伴有中枢性呼吸衰竭的重症患儿更为明显，从而缩短病程，减少后遗症，提高患儿生活质量。对急性一氧化碳中毒患者加用 ANP 治疗后血气分析各项指标值改善，昏迷时间、症状改善时间明显缩短，且迟发性脑病发生率明显降低。对心肺复苏后患者加用 ANP 治疗后，神经元特异性烯醇化酶、GCS 评分均高于对照组，可减轻心肺复苏后脑组织损伤，改善脑功能恢复。表明 ANP 对中枢神经有镇静、复苏和脑保护、抗惊厥作用，可通过减少细胞内钙超载，抑制氧自由基反应。清除氧自由基作用，抑制血管通透，改善脑细胞的水、盐代谢，细胞缺氧能力，促进意识恢复，可适当应用于缺血性脑病、一氧化碳中毒、毒蛇咬伤、心肺脑复苏等患者。

5. 其他

（1）高胆红素血症。ANP 能明显降低血浆内毒素（plasma endotoxin，PET）水平，其机制可能是抑制肠道菌群，改善肠壁炎（水肿，减少 PET 的产生和肠壁吸收等作用，从而治疗高胆红素血症。临床上对于高胆红素血症尤其是合并肝性脑病的患者，可以适量推荐应用 ANP。

（2）急性酒精中毒。ANP 可通过降低 β-内啡肽和氧自由基、升高超氧化物歧化酶的作用，改善脑水肿，提高中枢神经细胞对缺氧的耐受性，改善血循环功能，从而治疗酒精中毒。临床上对于酒精中毒引起的意识障碍，建议根据病情适量应用 ANP。

（3）帕金森综合征。ANP 不仅具有解热作用，同时对中枢神经系统具有明显的镇静、复苏及神经保护作用，ANP 联合经颅低频磁刺激较单独经颅低频磁刺激可以明显改善帕金森患者的运动和情感障碍。临床上对于帕金森综合征引起的神智、运动和情感障碍,建议根据病情适量应用 ANP。

(4) 糖尿病昏迷包括高渗性昏迷及酮症酸中毒,应用 ANP 有明显的促醒作用,血糖明显下降而意识仍然不清者更适合应用。

三.ANP 的安全性

根据《中华人民共和国药典》2010 年版(一部)有关品种的重金属限量,一般汞的限量为不得超过千万分之二; 世界卫生组织(world health orgnization, WHO) 建议的汞限量是 5μg/kg bw.(每星期每人最大摄入量), 按照体质量为 60kg 换算, 即汞每日摄入量不得超过 43μg 计算。按 ANP 的每日服用量 3g 计算,各制药企业的 ANP 中可溶性汞的每日服用量范围在 2895~10662μg,均超出了上述规定。但有研究以较高的提取效率为原则制订提取方案,使 ANP 中可溶性汞最大程度地提取出来, 因此, 所得到的可溶性汞是体外提取的 "极限量",并不代表人体实际可以吸收的量。然而, 在如此高的可溶性汞溶液中仍均未检出甲基汞、乙基汞、二价汞,说明可溶性汞中的汞并不以这些高毒性的价态形式存在。ANP 虽然含有朱砂,但不含有可溶性的高毒性汞价态。从这个角度上,可以认为 ANP 口服是安全的。

四.ANP 的推荐剂量

1. 目前生产厂家的规格。安宫牛黄丸,每丸重 1.5g 或 3g。

2. 常规使用剂量。1~2 次/天,1 丸/次,连用 1~3 天,口服或鼻饲,也可用 ANP 1 丸,研碎,高位保留灌肠,1 次/天,至神清为度。对亡阳虚脱症状明显者,每次可用 10~15g 西洋参煎汤送服。

3. 小儿推荐使用剂量。根据患儿的年龄用药,通常 3 岁以内每次 1/4 丸,4~6 岁每次 1/2 丸,6~14 岁 1 丸/次,1~2 次/天, 口服,鼻饲或保留灌肠,或遵医嘱。

4. 增加使用剂量的适应证。病情危重时,当及早、连续、重用 ANP。前期研究中有一日 1、2、3 丸,急性脑卒中患者早期(3~7 天内)可重用 ANP,1 丸/次,3 次/天或 3 丸/次,每日 1 次,对严重疾病如重度心肺脑复苏患者、大量脑出血患者可用到 6 丸 (q4h),3~7d 后减至常规使用剂量。

5. 禁忌证及相对禁忌证

（1）面青身凉、苔白脉迟的寒闭神昏患者,肢寒畏冷、面色苍白、冷汗不止、脉微欲绝的脱证患者禁用。阴虚脾胃虚弱者、肝肾功能不全者、孕妇、运动员慎用。哺乳期妇女、儿童、老年人使用本品应遵医嘱。

（2）服药期间饮食宜清淡,忌食辛辣油腻食品,以免助火生痰。

（3）本品处方中含朱砂、雄黄,不宜过量久服。

（4）忌与亚硝酸盐类、亚铁盐类、硝酸盐类以及硫酸盐类药物同服,忌与含有川乌或草乌的药物同服。

（本文来源:《中国急救医学》2019 年 8 月第 39 卷第 8 期）

用药指南
YONGYAO ZHINAN

◎ 参考文献

1. 中华人民共和国药典委员会.中华人民共和国药典(一部、二部).北京：中国医药科技出版社,2010.

2. 中华人民共和国药典委员会. 中华人民共和国卫生部药品标准——中药成方制剂.

3. 中华人民共和国药典委员会. 中华人民共和国卫生部药品标准——化学药品及制剂.

4. 国家食品药品监督管理局. 国家中成药标准汇编（中成药地方标准上升国家标准部分）.

5. 陈奇.中成药名方药理与临床. 北京：人民卫生出版社,1998.

6. 孙晓波,徐惠波. 现代方剂药理与临床. 天津：天津科技翻译出版公司,2005.

7. 冷方南. 中国基本中成药(一部、二部). 北京：人民卫生出版社,1988.

8. 中国药物大全编委会. 中国药物大全(西药卷). 北京：人民卫生出版社,1991.

9. 国家食品药品监督管理总局网站.

◎ 后 记

　　中华民族泱泱八千年的历史，古代文明传承到现在，从未有过中断，有人说这是中医药对民族健康庇佑的功劳。炎帝神农氏尝百草，留下了中国历史上第一本药学著作《神农本草经》；黄帝更是问道于岐伯，有了《黄帝内经》，形成了中医理论，炎黄始祖，就是中医药学的真正创始人。

　　在历经了数千年的实践检验和发展之后，中医药学尽管已经显示出其博大精深的无穷魅力，却也在近代遭受了空前的质疑。包括鲁迅先生在内的一些思想进步人士，也曾经表达过对中医药的一些疑问。到了 1921 年，在西学之风渐进的环境下，上海出现了第一个中药西制的药厂——上海粹华制药厂，建成三年，终因市场问题，时尚人士、老旧人士都不能接受西制中药的现代剂型，关张倒闭；其后，又出现了沿袭这种思想的国华制药厂，依然命运多舛，没能长久生存。

　　1929 年 11 月，爱国宗教人士玉慧观和郑平叔等实业家，担忧"吾国科学之落后，中药遭天演之淘汰"，再次高举"科学提炼，改良国药"的大旗，励精图治，创办上海佛慈大药厂股份有限公司（佛慈厂名，由名僧太虚法师以"我佛慈悲，药物可普救众生"为立意）。产品一经问世，"风行遐迩，供不应求"。时至今日，佛慈已经成为中国中成药在海外的一线品牌，拥有 3 个药品生产基地和 10 个口服剂型的生产线数十条，由佛慈原研的浓缩丸剂型，更是在历史的考验下，焕发出强大的生命力，在消费者心目中拥有无可取代的地位。

拥有 80 年辉煌历史的佛慈，是中药工业化生产的先驱，是现代中药的提倡者和依法制药的践行者。我们这次编辑佛慈 344 个批准文号的产品介绍，依功能分类，介绍用药常识，提供用药服务，也是想让佛慈的良药为更多的消费者熟知。在市场经济环境下，当食品药品安全问题越来越严重时，患者使用药品，往往受到环境的干扰而无法做出科学合理的判断，此时，用药服务就显得尤为关键。

新医改正在如火如荼地推行，国家希望通过改革让城乡居民享受到安全、方便、有效、价廉的医疗服务，相信佛慈会利用这样的历史机遇，为人民更好地服务。

毛泽东同志曾经说，中国"中医药学是一个伟大的宝库，应当努力发掘加以提高"。从一定程度上讲，中医药才是中国真正的伟大发明之一。但愿本书的编辑出版，能为中医药知识的传播起到一点作用，这是佛慈的最大心愿。

是为记。

农历己丑年仲夏